Progressive Muskel-Entspannung

Andrea Naeher-Zeiffer

Jürgen Naeher-Zeiffer

Progressive Muskel-Entspannung

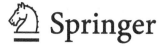 Springer

Andrea Naeher-Zeiffer
Krefeld

Jürgen Naeher-Zeiffer
Krefeld

ISBN 978-3-642-41419-0
DOI 10.1007/978-3-642-41420-6

ISBN 978-3-642-41420-6 (eBook)

Die Deutsche Nationalbibliothek verzeichnet diese Publikation in der Deutschen Nationalbibliografie;
detaillierte bibliografische Daten sind im Internet über http://dnb.d-nb.de abrufbar.

SpringerMedizin

Planung: Marga Botsch, Heidelberg
Projektmanagement: Dipl.-Biol. Ute Meyer, Heidelberg
Projektkoordination: Eva Schoeler, Heidelberg
Umschlaggestaltung: deblik Berlin
Fotonachweis Umschlag: © Reinert Naeher
Herstellung: Crest Premedia Solutions (P) Ltd., Pune, India

Gedruckt auf säurefreiem und chlorfrei gebleichtem Papier

Springer Medizin ist Teil der Fachverlagsgruppe Springer Science+Business Media
www.springer.com

Vorwort

Dieses Buch begleitet Sie beim Kennenlernen und beim selbstständigen Lernen und Üben des Originalprogramms der anerkannten Entspannungsmethode *Progressive Muskel-Entspannung*. Es bietet Ihnen viel Anregung und Freiraum, beim Üben Ihren eigenen Rhythmus zu finden.

Viel zu wenig ist bekannt, dass der Begründer dieser intensiven Stressbewältigungsmethode, Dr. med. Edmund Jacobson (1888–1983), eine komplettere und einfachere Version als die heute bekannten Nachfolgervarianten entwickelt hat. Die Originalmethode der *Progressiven Muskel-Entspannung* von Jacobson ist bei Weitem wirksamer als die v. a. seit den 1970er Jahren bekannten Nachfolgeversionen und bildet die Grundlage dieses Buches. Die vorliegende deutsche Fassung hält sich eng an die Originalversion. Sie enthält leichte Modifikationen und einige Ergänzungen, sodass Sie die *Progressive Muskel-Entspannung* leichter selbstständig erlernen können als andere Varianten, und sie lässt sich auch leicht in Ihren Alltag integrieren. Die Änderungen gegenüber dem Original werden dokumentiert.

Neuere Forschungen haben die Unterschiede untersucht: Die Originalmethode von Jacobson wirkt v. a. nachhaltiger, z. B. bei bestehenden Schmerzen und zur Vorbeugung von Schmerzen, bei Kreislaufproblemen, Ein- und Durchschlafschwierigkeiten, Leistungsängsten, Unruhe oder bei jeder Art von Stress.

Schon mit dem ersten Üben lernt das Körperbewusstsein zunehmend den Wechsel von Anspannen und Entspannen auf so einfache Weise mit, dass es den Modus *Entspannen* bereits bei leichtem aufkommendem Stress jederzeit abrufen kann. Dabei automatisiert sich das Lösen von unnötiger Anspannung; dieses Automatisieren ergibt sich ähnlich wie bei anderen erlernten Fertigkeiten beispielsweise Fahrradfahren oder Schwimmen.

Für Kursleiter ist dieses Buch eine solide Grundlage für die Trainingsvorbereitung, die sie zudem den Teilnehmern an die Hand geben können.

Die Autoren, staatlich anerkannte Körper- und Familientherapeuten, haben seit über 25 Jahren gemeinsam mit ihrem medizinischen, psychologischen und pädagogischen Team das gesamte Lebenswerk Jacobsons erforscht; Grundlage dieses Buches sind auch viele eigene Kurse und Fachfortbildungskurse, mit inzwischen jeweils rund 15.000 Kursteilnehmern. Diese Erfahrungen bringen die Autoren in die vorliegende leicht bearbeitete und erweiterte Fassung von Jacobsons Originalprogramm ein.

Das Buch *Progressive Muskel-Entspannung. Das Original* bietet Ihnen

- **eine Darstellung von Jacobsons Selbsttrainingsprogramm** – mit formalen, sprachlichen und einigen inhaltlichen Modifikationen (somit noch leichter umzusetzen; auch durch Erweiterung um einen modernen Übungsrahmen),

- **Kommentare und Tipps:**
  - **Ergänzungen der Autoren:** knappe Erläuterungen zur Vorgehensweise oder Begründungen zu Abweichungen von Jacobsons Vorlage (meist nur leichte Modifikationen),
  - **Bezüge zum Gesamtwerk Jacobsons** (nähere Erläuterungen dazu finden Sie im Nachwort),
- **gesprochene Fassungen des Selbstübungsprogramms,** die auf *http://extras. springer.com* abgerufen werden können.

Mittel- bis längerfristige Ziele der Progressiven Relaxation sind:

Jacobson gibt uns auf, uns durch regelmäßiges Üben von Progressiver Relaxation im Beruf und zu Hause mit Anspannung (Kontrollsignalen) in jedem Muskel vertraut zu machen und durch bewusstes An- und Entspannen (willkürlich) in jeder Situation zu vollständiger Entspannung zu kommen – wann und wo wir wollen. Auf diese Weise können wir lernen, im Alltag erfolgreicher zu sein.

Den optimalen Grad an Kraft im richtigen Moment in die richtigen Muskeln zu bringen, ist das Hauptziel bei der Progressiven Relaxation. Dieses Ziel ist bereits mittelfristig erreichbar. (Es deckt sich u. a. auch mit der Erfahrung der Autoren und ihres Teams). Wann genau dieses anspruchsvolle Ziel zum ersten Mal erreicht wird, ist allerdings individuell verschieden.

In Jacobsons Sinne ausgedrückt: Eher längerfristig kann dann erlernt werden, sich selbst unter allen Umständen und Bedingungen wirklich gut zu entspannen.

Viel Freude wünschen wir Ihnen dazu, von Anfang an! Und auch Ihre Fragen beantworten gerne.

Andrea und Jürgen Naeher-Zeiffer, Krefeld
Im Herbst 2013

Die Autoren

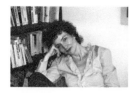

Andrea Naeher-Zeiffer

Im Rahmen ihrer Arbeit als Familien- und Körpertherapeuten sowie in Forschung und Lehre (Hochschule, Akademie) kommen die Autoren immer wieder auf Progressive Relaxation als besonders wirkungsvolle Grundlage zurück.

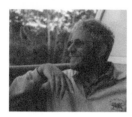

Dr. Jürgen Naeher-Zeiffer

Dies ist ebenso bei Beratung der Fall wie bei therapeutischem Arbeiten, bei (Lehr-)Supervision oder Coaching, ob mit Verhaltenstherapie oder Gestalttherapie, Funktionaler Integration nach Feldenkrais, Bioenergetik oder Transaktionsanalyse – Methoden, für die sie allesamt von bedeutenden Lehrern vollständig ausgebildet wurden (mit staatlichen Anerkennungen).

Andrea und Dr. Jürgen Naeher-Zeiffer sind seit über 25 Jahren auch privat ein Paar und stehen ihren Klienten und Patienten schon seit 25 bzw. über 30 Jahren zur Verfügung, zudem haben sie bisher 15.000 Kursteilnehmer sowie ebenso viele Fortbildungsabsolventen (auch bei Fachverbänden) betreut.

Seit 2010 sind sie Vorsitzende der Deutschen Gesellschaft für Ganzheitlich-Wissenschaftliche Entspannungsverfahren, Stress- & Konfliktbewältigung (DGEV, *www.deutsche-gesellschaft-fuer-entspannung.de*).

Anfragen, insbesondere auch zu den Fortbildungen (u. a. von Fachverbänden und Kassen sowie Kassenspitzenverbänden anerkannt), unter: *DGEV@gmx.de*

Andrea & Dr. Jürgen Naeher-Zeiffer
Hardenbergstraße 106 (DGEV Geschäftsstelle)
47799 Krefeld

Für 2014 ist im Springer-Verlag Heidelberg ein umfassendes Werk der Autoren mit dem Arbeitstitel *»Progressive Relaxation« und »Progressive Muskel-Entspannung«. Fächerübergreifendes Handbuch zur professionellen Kursleitung und Einzelarbeit* in Vorbereitung.

Inhalt

1	**Vorbereitung auf die Selbstübungen**	1
1.1	Übungshaltung	2
1.2	Augen schließen	2
1.3	Gesamtverlauf	3
1.4	Beginn der Übungsphase (1. Schrittfolge: Hände)	4
1.5	Ausblick: Das Gesamtprogramm	4
1.6	Wann üben und mit welchen Zielen?	5
2	**Das Selbstübungsprogramm**	7
2.1	1. Schrittfolge (7 Schritte): Anwendung auf die Arme (und ihre Muskelpartien)	8
2.2	2. Schrittfolge (10 Schritte): Anwendung auf die Beine (und ihre Muskelpartien)	16
2.3	3. Schrittfolge (10 Schritte): Anwendung auf den Rumpf (und seine Muskelpartien)	25
2.4	4. Schrittfolge (7 Schritte): Anwendung auf den Nacken (und seine Muskelpartien)	33
2.5	5. Schrittfolge (12 Schritte): Anwendung auf den Augenbereich (und seine Muskelpartien)	39
2.6	6. Schrittfolge (9 Schritte): Anwendung auf Visualisierung/visuelle Vorstellungen	51
2.7	Im Alltag: Nachwirkungen der Übungen nutzen – Anspannungen nachspüren und entspannen	59
3	**Kommentare und Tipps**	61
3.1	Ergänzungen	62
3.2	Anmerkungen	64
	Nachwort	73

Informationen zu den Höranleitungen

Zusätzliche Audio-Dateien mit Übungsanleitungen finden Sie auf **Extra Materials** (*http://extras.springer.com*): Unter Eingabe der ISBN 978-3-642-41419-0 können Sie diese herunterladen und anhören.

- **Einführende Informationen**

Das Audio-Material ist gedacht, um nach der Lektüre des Buches den Transfer in den Alltag hilfreich zu unterstützen. Dabei sind Übungen in unterschiedlicher Länge verfügbar und auch in unterschiedlichen Formen. Es ist also möglich, Verschiedenes auszuprobieren und umzusetzen, um das zu finden, was individuell am ehesten geeignet scheint, den eigenen Stil beim Üben zu finden. Auch wenn wir Sie dabei an einigen weiteren Veränderungen teilhaben lassen wollen, am Original von Jacobson halten wir, wie im Buch, so weit wie möglich fest. Insbesondere soll das erhalten bleiben, was in der Zeit nach Jacobson vielfach verloren ging und noch immer vernachlässigt wird: das intensivere Üben von Körperwahrnehmen als intensiverem Entspannen. Damit Entspannen auch länger nachwirkt. Dies soll nun sogar etwas gesteigert werden. Ein kleiner Hinweis dazu vorab:

Durch das Kombinieren von Ganzkörperübungen können Wirkungen der Progressiven Relaxation weiter gesteigert werden: Körperwahrnehmung vor und nach den eigentlichen Übungen. Solche Ganzkörperwahrnehmungen stellen wir Ihnen zuerst vor. Wir stellen jeweils u. a. zeitlich unterschiedliche in sich abgerundete Variationen vor, später können Sie auswählen. Zusätzlich wird das Selbst-Wahrnehmen und Selbst-Steuern dadurch wirksamer, dass wir Sie mit »Ich« ansprechen.

- **Information 3 Kreise, Übungsablauf**

Unser Programm nach Jacobson ist eine Folge von 3 Übungen, da die wichtigsten Muskelgruppen zu 3 Kreisen zusammengefasst werden konnten. Der Vorteil: benachbarte Muskelgruppen werden fließend verbunden und entspannender wahrgenommen. **Auch hier gibt es längere und kürzere Versionen.**

1. Übungskreis Hände – Arme – Schultern – Nacken
2. Übungskreis: Gesäß – Beine – Füße
3. Übungskreis: Bei diesem wird zweimal angesetzt, in Kreisform, Augenbrauen/ Augen – Stirn – Hinterkopf – Nacken: das ergibt eine Art Halbkreis, sowie als Kreisstruktur Mund mit Kiefer zu den Seiten und dem Nackenraum.

Jede der 3 Übungen ist in Körperwahrnehmung vorher und nachher eingebettet. Beendet wird natürlich jedes Mal mit Zurückzählen und Bewegen, also mit dem Zurückkommen ins Wachbewusstsein.

Wenn Sie das gesamte Programm dann schon kennen und auch in den verschiedenen Wahrnehmungen bereits sicherer sind, wählen Sie die Übungen spontan aus, in der Erinnerung, und auch die Länge wählen Sie nach Ihrer Vorstellung. Wieder später werden Sie im Alltag einfach systematisch nachspüren, wo Sie am stärksten anspannen, und dort ist es wie in einer Übung, dort werden Sie einfach ins Entspannen übergehen. Dann werden Übungen und Wahrnehmungen zu einer eigenen, sehr kurzen Übung konzentriert. Sie folgen dem schon jetzt in dem Bewusstsein, es geht nicht um richtig oder falsch, nein, Sie können gar nichts falsch machen, solange es nicht weh tut. Sie nehmen vielmehr wahr, was Sie spontan spüren, beim Üben.

Komplette Track-Liste

01) Einfuehrende_Informationen_Begruessung (4.01).mp3
02) Koerperwahrnehmungsuebung_lang (11.49).mp3
03) Koerperwahrnehmungsuebung_mittel (5.33).mp3
04) Koerperwahrnehmungsuebung_kurz (2.30).mp3
05) Information_3_Kreise_Uebungsablauf (5.13).mp3
06) Uebung_1._Kreis (19.59).mp3
07) Uebung_2._Kreis (17.02).mp3
08) Uebung_3._Kreis (20.14).mp3
09) Kuerzere_Uebung_1._Kreis (11.11).mp3
10) Kuerzere_Uebung_2._Kreis (08.16).mp3
11) Kuerzere_Uebung_3._Kreis (15.39).mp3

Benutzerhinweise

Ergänzungen durch die Autoren sind in ▶ Kap. 1 und ▶ Kap. 2 mit * gekennzeichnet und werden in den Kapiteln in Kommentarboxen ❶ kurz erklärt. In ▶ Kap. 3 finden Sie weitere »Ergänzungen« (3.1.); mit den dann folgenden »Anmerkungen« (3.2.) erläutern sie Jacobsons Originalmethode näher und auch die grundsätzlichen Abwandlungen durch die Autoren. (U. a. dazu auch das ▶ Nachwort).

In den Beschreibungen der Schrittfolgen in ▶ Kap. 2 erscheinen hochgestellte Ziffern ([1], [2] etc.), sog. Anmerkungsziffern – sie beziehen sich auf die Anmerkungen, die Sie in ▶ Abschn. 3.2 finden.

Zusätzliche gesprochene Übungsanleitungen können auf http://extras.springer.com unter Eingabe der ISBN 978-3-642-41419-0 abgerufen werden.

Vorbereitung auf die Selbstübungen

1.1   Übungshaltung – 2

1.2   Augen schließen – 2

1.3   Gesamtverlauf – 3

1.4   Beginn der Übungsphase (1. Schrittfolge: Hände) – 4

1.5   Ausblick: Das Gesamtprogramm – 4

1.6   Wann üben und mit welchen Zielen? – 5

1

Zunächst begleiten Sie einige grundsätzliche »Orientierungen« und Einstimmungen in die Übungen hinein.

1.1   Übungshaltung

»**Bequemes**« **Sitzen** ist als Übungshaltung besonders günstig. Wenn Sie das gesamte Programm kennen, können Sie es auch im **Liegen** ausprobieren. Sie werden auch vorher schon bemerken, dass einiges an Entspannungswirkung sogar in die Art einfließt, wie Sie **stehen und gehen**; das geschieht häufig gar nicht so sehr bewusst (sondern mehr »intuitiv«) (▶ Exkurs: Hintergrund). Ihr **Körperbewusstsein** lernt »automatisch« mit (wie Jacobson es nennt)!

> **Hintergrund**
>
> Der Begründer der Methode, Dr. med. Edmund Jacobson, ging aufgrund vielfältiger wissenschaftlicher und praktischer Arbeit beispielsweise auch von einem »Muskelsinn« aus (wie auch von Haut und Gelenken bzw. Wirbeln als eigenständigen Sinnesorganen zum Ertasten oder zur Selbstorientierung im Raum – neben Sehen, Hören, etc.).

Das Selbstübungsprogramm wird hier für die sitzende Haltung beschrieben. Hatten Jacobsons Fachbuch und sein Buch für interessierte Laien noch das Liegen als Übungshaltung favorisiert, so stellt er in diesem später veröffentlichten Programm durch das Sitzen einen stärkeren Alltagsbezug her.

1.2   Augen schließen

Das Schließen der Augen lässt das Gehirn auf *Entspannen* umschalten (▶ Exkurs: Hintergrund).

> **Hintergrund**
>
> Hirnphysiologische Erklärung: Es entsteht die sog. α-Entspannung, ein Grundzustand, der bereits so vertieft ist, dass die Entspannungsübungen anknüpfen können. α-Entspannung heißt sie, weil sich binnen weniger Augenblicke nach dem Augenschließen α-Gehirnstromwellen einstellen anstatt der β-Wellen im Wach-Bewusstsein.

Dennoch sollte das Augenschließen als etwas gesehen werden, was der Entspannung Suchende sich **erlaubt**: Dieses Sich-Erlauben verknüpft Ihren Beginn also mit der Vorstellung: *Ich schließe die Augen – und kann sie jederzeit wieder öffnen.* Damit fällt es häufig sogar leichter, die Augen geschlossen zu halten.

Beim **liegenden Üben** kommt das Offenlassen der Augen schon eher in Betracht, sie können zunächst oder während des gesamten Übens offen bleiben bzw. das Augen-Schließen kann auf die eigentliche Anspannungsphase konzentriert werden, evtl. noch auf den Beginn der Entspannung.

Grundsätzlich können die Übungen in jeder Haltung **mit offenen Augen** durchgeführt werden oder mit Variation, beispielsweise indem mit offenen Augen begonnen wird. Dann konzentrieren Sie sich mit Ihrem Blick am besten locker auf einen Punkt im Raum.

1.3   Gesamtverlauf

Hier erhalten Sie zunächst einen Überblick über den gesamten Verlauf jedes einzelnen Übungsschritts im Lernprogramm.

- **Einführung: Verlauf**
- **Text:** Sie lesen zunächst den Text zum jeweiligen Übungsschritt durch.
- **Ruhephase:** Es wird mit einer Ruhephase begonnen. Diese Ruhe ermöglicht Ihnen später, in der eigentlichen Übung, ein »leichteres« An- und Entspannen, und wirkt zunächst folgendermaßen: Sie beginnen, zur Ruhe zu kommen und auf Ihrer Unterlage anzukommen (mit der Vorstellung des festen Bodens); insgesamt hilft Ihnen diese erste Ruhephase beim »Herunterkommen«.
- **Übungsphase.**
- **Ruhephase:** Auch nach dem Üben kann eine erneute Ruhephase am besten den Raum für ein Nachwirken und intensiveres Nachspüren schaffen.

> Jacobsons Abfolge: Ruhe – Üben der Progressiven Relaxation (PR) – Ruhe.

- **Plan: Verlauf (erweitert)**
- **Text durchlesen.**
- **Ankommen** mit einer **(Aus-)Ruhe**phase (ca. 2–5 Minuten).*

— **Einen Schritt** üben, **danach 1–2 Wiederholungen oder** noch **1–2 Schritte** üben, **jeweils** nach kleinen **Pausen** (insgesamt ca. 20 Minuten).*

— **Zurückkommen** (»Zurücknehmen«) durch Zurückzählen von 5–0 und Räkeln, Strecken, Schultern rollen **und**

— **Innehalten und Nachruhen:** Sie lassen ein wenig nachwirken (Feedback für Sie selbst; weiterhin möglichst im Sitzen).

Eventuell notieren Sie z. B. Stichworte (**Ein**drücke werden so **aus**gedrückt; so wird das Erlernte weiter verarbeitet) (insgesamt ca. 3–5 Minuten).*

ℹ️ * Erfahrungsgemäß wird oft zu lange »am Stück« geübt. Damit beim Üben eher nicht überreizt und evtl. vorschnell abgebrochen wird, sind die genannten Zeiten für die heutigen Lebensumstände realistisch angesetzt. (Vgl. die »Ergänzung«, S. 62 !)

Es **entfällt** die **abrundende Ruhephase** (wie auch das **Zurückkommen**), wenn der **Übungsschritt wiederholt** oder ein **nächster Schritt** angefügt wird. An die Stelle dieser Abrundungen tritt eine **kleine Pause**, deren Dauer sehr spontan bemessen wird. (In dieser Pause kann auch der nächste Schritt durchgelesen werden). Das **erneute »Ankommen«** (die Ruhephase) vor dem Wiederholen oder dem nächsten Schritt kann dann ebenfalls **zeitlich sehr konzentriert** geschehen.

1.4 Beginn der Übungsphase (1. Schrittfolge: Hände)

Damit sich mit entspannendem »Lösen« der Muskeln auch innere »Verknotungen« (Verspannungen, Probleme) lösen können, geht es **zunächst** um ein **An**spannen und dann um ein **Ent**spannen sozusagen »mit Hand und Fuß«: Das Selbstübungsprogramm beginnt mit einer **Hand**, dann folgt die **andere** (gleichgültig, ob rechts oder links begonnen wird). Dabei bleibt es dann zunächst einmal. Fortgesetzt wird das Üben frühestens später am Tage.

1.5 Ausblick: Das Gesamtprogramm

Nach Hand (und Arm) geht die nächste Schrittfolge hinunter zu den **Füßen**, anschließend zum **Rumpf** und dann erst zum **Kopf** (v. a. zum Gesicht).

Weshalb wird nicht die Reihenfolge »von Kopf bis Fuß« eingehalten? Weil nach Jacobson offensichtlich zunächst von außen zum Körperinneren gegangen werden soll: von der Hand (ganz außen) zum Arm etc. … Ebenso dann von den Füßen aus …

> ❯ Wenn Sie das einfache Grundprogramm erlernt haben, können Sie jederzeit spontan mit jedem beliebigen Körperteil beginnen.

1.6   Wann üben und mit welchen Zielen?*

Eine **Zielvorstellung** lautet: **Wiederholen, so oft Zeit ist.**

Dieses sicherlich teilweise idealisierte Ziel wird realistischer, wenn Sie dabei den Anspruch zurücknehmen, dafür jede beliebige Situation zu nutzen.

Die anspruchsvolle Zielvorstellung »vollkommener Entspannung« – wie Jacobson aus dem Originaltext meist übersetzt wird –, nehmen wir zurück in die realistischer erscheinende Vorstellung, dass sich **allmählich eine »vollständige(re)«, eine »komplette(re)« Entspannung** anstreben lässt; es geht eher um einen **dynamisch bewegten, lebendigen Prozess**, um einen Vorgang, bei dem das Entspannen allmählich vollständiger wird – ohnehin kann das einmal etwas mehr, einmal etwas weniger sein, je nach Tagesform und anderen Faktoren, die das Üben beeinflussen können.

ℹ️ * Vgl. Sie zu diesem Abschnitt auch die »Ergänzung«, S. 62!

Das Selbstübungsprogramm

2.1   1. Schrittfolge (7 Schritte): Anwendung auf die Arme (und ihre Muskelpartien) – 8

2.2   2. Schrittfolge (10 Schritte): Anwendung auf die Beine (und ihre Muskelpartien) – 16

2.3   3. Schrittfolge (10 Schritte): Anwendung auf den Rumpf (und seine Muskelpartien) – 25

2.4   4. Schrittfolge (7 Schritte): Anwendung auf den Nacken (und seine Muskelpartien) – 33

2.5   5. Schrittfolge (12 Schritte): Anwendung auf den Augenbereich (und seine Muskelpartien) – 39

2.6   6. Schrittfolge (9 Schritte): Anwendung auf Visualisierung/ visuelle Vorstellungen – 51

2.7   Im Alltag: Nachwirkungen der Übungen nutzen – Anspannungen nachspüren und entspannen – 59

In der Bezeichnung für Jacobsons Originalmethode (**Progressive Relaxation**) bedeutet **progressiv**: schrittweise vorgehen (ein Schritt nach dem anderen).

2.1   1. Schrittfolge (7 Schritte): Anwendung auf die Arme (und ihre Muskelpartien)

> **Vorab: Die Hand braucht eine Unterlage (im Sitzen). Der Körper hat den Stuhl als »Unterlage« (auf festem Boden).**

Die Hand braucht eine Unterlage, gerade zum Lockern nach dem (An-)Spannen, und um dann weiter »schlaff« werden zu können. Im Sitzen bieten die Oberschenkel eine solche Unterstützung, auf denen die Hand abgelegt wird, weitestgehend zusammen mit dem Unterarm. Besser ist dies möglich, wenn es eine Armlehne gibt. Ohne Unterlage kann das Entspannen sonst beim Fallenlassen der Hand in neue Spannung übergehen. (Weitere Ergänzungen, S. 63!)

Übersicht: 1. Schrittfolge
Für das Üben im Sitzen. (Für die anderen Haltungen sind einige Beschreibungen anzupassen.)
    Beachtet wird zunächst das **Anspannen** (außer beim **bloßen** Entspannen: 3. und 6. Schritt), danach wird jeweils das **Entspannen** beachtet:
1. Schritt: Hand wird zurückgebeugt.
2. Schritt: Hand wird nach vorne gebeugt.
3. Schritt: Entspannen wird zugelassen, ohne vorher anzuspannen.* (Erklärung ⓘ *: jeweils in nachgestelltem Kommentar)
4. Schritt: Arm wird im Ellbogen gebeugt.
5. Schritt: Handgelenk wird nach unten gedrückt (am besten gegen Widerstand)[1]. (Die hochgestellten Ziffern verweisen auf die ANMERKUNGEN in ▶ Abschn. 3.2)
6. Schritt: Entspannen wird zugelassen, ohne vorher anzuspannen.
7. Schritt: Ganzer Arm wird graduell immer mehr versteift, ohne ein Körperteil zu verändern, danach immer weniger Versteifung, für 5–10 Minuten langsame Progressive Relaxation, um Restspannung zu reduzieren.

ⓘ * Unser Zusatz: Das Entspannen wird zugelassen und weitergehend zugelassen, es breitet sich weiter aus.

■ **Durchführung 1. Schrittfolge**

■ ■ **1. Schritt**

▬ »Ankommen«, einige (3–5) Minuten – und ausgeruht in die Übung gehen: Im Sitzen wird eine bequeme Haltung gesucht, dem Stuhl nachgespürt (Sitzfläche, Lehnen) und seinem sicheren Stand auf dem festen Boden, den die Fußsohlen spüren; die Augen schließen sich, sie können sich jederzeit wieder öffnen …[1].

▬ Hand (rechte oder linke)[2] wird behutsam zurückgebeugt[3], also **im** Handgelenk; **rück**wärts, nach hinten statt nach vorne (»gehen«; bzw. die aufliegende Hand: nach oben) … Dies wird etwa 1 Minute lang beibe**halten** (in dieser **Haltung**).* (s. jeweils Info am Ende des Schrittes).

▬ Wenn die Wahrnehmung dabei die noch unbestimmte Empfindung von Anspannen aufnimmt, wenn sie das Gefühl **in sich** aufnimmt:

    ▬ **Wie** fühlt sich die Empfindung von Anspannen an?[4]

    ▬ **Wo** ist das Anspannen wahrzunehmen (möglichst genau zu »lokalisieren«[5])?

▬ Das Anspannen findet sich an, sogar **in** der Oberseite (Außenseite) des Unterarms (ein Anspannen, das sich vom Handgelenk durchaus entfernt!)[6].

▬ Das Anspannen löst sich dann (zügig[7]); die Kraft wird aufgehoben, die Hand fällt schlaff (mühelos[8]) herunter, wohin sie will – zum Entspannen (auf der Unterlage, s. oben!).[9] In dieser Entspannung wird einige Minuten verweilt.

Das Entspannen wird so beachtet, wie es sich anfühlt; auch wird beachtet, dass es sich ausbreiten will.[10]

Tip		

Wenn die Übung jetzt weiter abgerundet wird, folgen noch Zurückkommen und Innehalten – sonst kommen diese Phasen erst nach 1- bis 2-maligem Wiederholen oder nach Üben von insgesamt 2-3 Schritten (wobei Wiederholungen oder weitere Schritte jeweils nach einer kleinen Pause angefügt werden).

▬ Zurückkommen (»Zurücknehmen«) geschieht zunächst durch »Erden«. Verbunden mit einer kleinen Körperreise – also als einigermaßen **fließend Wahrnehmen** – wird nach unten nachgespürt: Kopf – Schultern – oberer Rücken/Lehne, unterer Rücken – Bauch – Gesäß/Sitzfläche – Beine – Füße –

Boden; dann wird zurückgezählt, von 5–0, und dann macht auch Räkeln und Strecken wacher (durchaus kraftvoll).

— Innehalten als Feedback für sich selbst (maximal ca. 3 Minuten, weiter im Sitzen; evtl. werden **Ein**drücke notiert, **aus**gedrückt).

So wird etwas nachgeruht, um nachwirken zu lassen, weiter zu verarbeiten.

ⓘ * Zu Jacobsons Ergänzung (konzentriert): Dieses 1. Anspannen der Hand (nach hinten) ist für Jacobson vergleichbar mit der alltäglicheren Bewegung, »als ob die Haare zurückgestrichen« oder »zurückgebürstet« werden (weitere Anmerkung: ▶ Abschn. 3.1).[11]

■ ■   **2. Schritt**
— »Ankommen«, einige (3–5) Minuten – und ausgeruht in die Übung gehen: Im Sitzen wird eine bequeme Haltung gesucht, dem Stuhl nachgespürt (Sitzfläche, Lehnen) und seinem sicheren Stand, auf dem festen Boden, den die Fußsohlen spüren; die Augen schließen sich, sie können sich jederzeit wieder öffnen …
— Hand (rechte oder linke) wird behutsam nach vorne gebeugt, vorwärts, voran. (Sie kann auch zum Körper herangebeugt werden).

Dies wird etwa eine Minute beibehalten.
— Wenn die Wahrnehmung dabei die noch unbestimmte Empfindung von Anspannen aufnimmt:
  — Wie ist die Empfindung von Anspannen?
  — Wo ist das Anspannen wahrzunehmen? (möglichst genau zu »lokalisieren«)
— Das Anspannen findet sich an, ja **in** der Unterseite (Innenseite) des Unterarms.
— Das Anspannen löst sich dann (zügig); die Kraft wird aufgehoben, die Hand fällt schlaff (mühelos) herunter, wohin sie will – zum Entspannen (ggf. auf die Unterlage!). In dieser Entspannung wird einige Minuten verweilt.

Das Entspannen wird so beachtet, wie es sich anfühlt; auch wird beachtet, dass es sich ausbreiten will.

> **Tip**
>
> Wenn die Übung jetzt weiter abgerundet wird, folgen noch
> Zurückkommen und Innehalten – sonst erst nach 1- bis
> 2-maligem Wiederholen oder nach Üben von insgesamt 2–3
> Schritten (wobei Wiederholungen oder weitere Schritte je-
> weils nach einer kleinen Pause angefügt werden).

– Zurückkommen (»Zurücknehmen«) geschieht zunächst
 durch »Erden«. Verbunden mit einer kleinen Körperreise
 wird nach unten nachgespürt: Kopf – Schultern – oberer
 Rücken/Lehne, unterer Rücken – Bauch – Gesäß/Sitzfläche
 – Beine – Füße – Boden; dann wird zurückgezählt, von 5–0;
 anschließend macht auch (kraftvolles) Räkeln und Strecken
 wacher.
– Innehalten als Feedback für sich selbst (maximal ca. 3 Minuten, weiter im Sitzen; evtl. werden **Ein**drücke notiert,
 ausgedrückt).

So wird etwas nachgeruht, um nachwirken zu lassen, weiter zu
verarbeiten.

■■ 3. Schritt
– »Ankommen«, einige (2–3) Minuten – und ausgeruht in die
 Übung gehen: Im Sitzen wird eine bequeme Haltung gesucht,
 dem Stuhl nachgespürt (Sitzfläche, Lehnen) und seinem
 sicheren Stand, auf dem festen Boden, den die Fußsohlen
 spüren; die Augen schließen sich, sie können sich jederzeit
 wieder öffnen …
– Hand (Arm) entspannt behutsam (von sich aus, ohne vorher
 anzuspannen). Weitergehendes Entspannen wird zugelassen. [1)]

Das Entspannen wird beachtet, wie es sich anfühlt; auch wird beachtet, dass es sich ausbreiten will.

> **Tip**
>
> Wenn die Übung jetzt weiter abgerundet wird, folgen noch
> Zurückkommen und Innehalten - sonst erst nach 1- bis
> 2-maligem Wiederholen oder nach Üben von insgesamt 2–3
> Schritten (wobei Wiederholungen oder weitere Schritte je-
> weils nach einer kleinen Pause angefügt werden).

2

━ Zurückkommen (»Zurücknehmen«) geschieht zunächst durch »Erden«. Verbunden mit einer kleinen Körperreise wird nach unten nachgespürt: Kopf – Schultern – oberer Rücken/Lehne, unterer Rücken – Bauch – Gesäß/Sitzfläche – Beine – Füße – Boden; dann wird zurückgezählt, von 5–0; und anschließend macht auch (kraftvolles) Räkeln und Strecken wacher.

━ Innehalten als Feedback für sich selbst (maximal ca. 3 Minuten, weiter im Sitzen; evtl. werden **Ein**drücke notiert, **aus**gedrückt).

So wird etwas nachgeruht, um nachwirken zu lassen, weiter zu verarbeiten.

■ ■   **4. Schritt**

━ »Ankommen«, einige (3–5) Minuten – und ausgeruht in die Übung gehen: Im Sitzen wird eine bequeme Haltung gesucht, dem Stuhl nachgespürt (Sitzfläche, Lehnen) und seinem sicheren Stand, auf dem festen Boden, den die Fußsohlen spüren; die Augen schließen sich, sie können sich jederzeit wieder öffnen …

━ Arm wird gebeugt, im Ellbogen.

━ Wo ist das Anspannen jetzt wahrzunehmen?

━ Im Oberarm: Bizeps (Ober-/Außenseite) …

━ Das Anspannen löst sich dann (zügig); die Kraft wird aufgehoben, der Arm fällt schlaff (mühelos) herunter, wohin er will – zum Entspannen. In dieser gelockerten Entspannung wird einige Minuten verweilt.

Das Entspannen wird so beachtet, wie es sich anfühlt; auch wird beachtet, dass es sich ausbreiten will.

Tip		
Wenn die Übung jetzt weiter abgerundet wird, folgen noch Zurückkommen und Innehalten – sonst erst nach 1- bis 2-maligem Wiederholen oder nach Üben von insgesamt 2–3 Schritten (wobei Wiederholungen oder weitere Schritte jeweils nach einer kleinen Pause angefügt werden).		

━ Zurückkommen (»Zurücknehmen«) geschieht zunächst durch »Erden«. Verbunden mit einer kleinen Körperreise wird nach unten nachgespürt: Kopf – Schultern – oberer Rücken/Lehne, unterer Rücken – Bauch – Gesäß/Sitzfläche

– Beine – Füße – Boden; dann wird zurückgezählt, von 5–0, und anschließend macht auch (kraftvolles) Räkeln und Strecken wacher.
— Innehalten als Feedback für sich selbst (maximal ca. 3 Minuten, weiter im Sitzen; evtl. werden **Ein**drücke notiert, **aus**gedrückt).

So wird etwas nachgeruht, um nachwirken zu lassen, weiter zu verarbeiten.

■ ■ 5. Schritt

— »Ankommen«, einige (3–5) Minuten – und ausgeruht in die Übung gehen: Im Sitzen wird eine bequeme Haltung gesucht, dem Stuhl nachgespürt (Sitzfläche, Lehnen) und seinem sicheren Stand, auf dem festen Boden, den die Fußsohlen spüren; die Augen schließen sich, sie können sich jederzeit wieder öffnen …
— Handgelenk wird nach unten gedrückt (z. B. auf die Armlehne; Hand hängt, darüber hinaus, locker herunter).*
— Wo ist Anspannen?
— Im Oberarm: Trizeps (Unter-/Innenseite)…
— Anspannen löst sich (zügig); Kraft wird aufgehoben (mühelos). Ruhestellung, einige Minuten lang.

Das Entspannen wird so beachtet, wie es sich anfühlt; und auch, dass es sich ausbreiten will.

Tip		
Wenn die Übung jetzt weiter abgerundet wird, folgen noch Zurückkommen und Innehalten – sonst erst nach 1- bis 2-maligem Wiederholen oder nach Üben von insgesamt 2–3 Schritten (wobei Wiederholungen oder weitere Schritte jeweils nach einer kleinen Pause angefügt werden).		

— Zurückkommen (»Zurücknehmen«) geschieht zunächst durch »Erden«. Verbunden mit einer kleinen Körperreise wird nach unten nachgespürt: Kopf – Schultern – oberer Rücken/Lehne, unterer Rücken – Bauch – Gesäß/Sitzfläche – Beine – Füße – Boden; dann wird zurückgezählt, von 5–0, und anschließend macht auch (kraftvolles) Räkeln und Strecken wacher.

— Innehalten als Feedback für sich selbst (maximal ca. 3 Minuten, weiter im Sitzen; evtl. werden **Ein**drücke notiert, **aus**gedrückt).

So wird etwas nachgeruht, um nachwirken zu lassen, weiter zu verarbeiten.

ⓘ * Die Bewegung im Handgelenk sucht zwar, wie beim 2. Schritt, erneut das Anspannen, dabei aber am besten durch Drücken gegen einen Widerstand (Armlehne, Tischkante etc.); die Hand selbst kann herunterhängen.[1]

▪▪ 6. Schritt

— »Ankommen«, einige (2–3) Minuten – und ausgeruht in die Übung gehen: Im Sitzen wird eine bequeme Haltung gesucht, dem Stuhl nachgespürt (Sitzfläche, Lehnen) und seinem sicheren Stand, auf dem festen Boden, den die Fußsohlen spüren; die Augen schließen sich, sie können sich jederzeit wieder öffnen …

— Hand(-Gelenk) entspannt wieder (von sich aus, ohne vorher anzuspannen). Weitergehendes Entspannen wird zugelassen.

Das Entspannen wird beachtet, wie es sich anfühlt; auch wird beachtet, dass es sich ausbreiten will.

Tip
Wenn die Übung jetzt weiter abgerundet wird, folgen noch Zurückkommen und Innehalten – sonst erst nach 1- bis 2-maligem Wiederholen oder nach Üben von insgesamt 2–3 Schritten (wobei Wiederholungen oder weitere Schritte jeweils nach einer kleinen Pause angefügt werden).

— Zurückkommen (»Zurücknehmen«) geschieht zunächst durch »Erden«. Verbunden mit einer kleinen Körperreise wird nach unten nachgespürt: Kopf – Schultern – oberer Rücken/Lehne, unterer Rücken – Bauch – Gesäß/Sitzfläche – Beine – Füße – Boden; dann wird zurückgezählt, von 5–0, und anschließend macht auch (kraftvolles) Räkeln und Strecken wacher.

— Innehalten als Feedback für sich selbst (maximal ca. 3 Minuten, weiter im Sitzen; evtl. werden **Ein**drücke notiert, **aus**gedrückt).

So wird etwas nachgeruht, um nachwirken zu lassen, weiter zu verarbeiten.

▪▪ 7. Schritt

– »Ankommen«, einige (3–5) Minuten – und ausgeruht in die Übung gehen: Im Sitzen wird eine bequeme Haltung gesucht, dem Stuhl nachgespürt (Sitzfläche, Lehnen) und seinem sicheren Stand auf dem festen Boden, den die Fußsohlen spüren; die Augen schließen sich, sie können sich jederzeit wieder öffnen…

– Ganzer Arm wird langsam, allmählich (graduell) immer mehr versteift, ohne die Haltung zu verändern, mit keinem Körperteil, nicht einmal den Fingern.

– Versteifung wird zurückgenommen, sie wird immer weniger, genauso allmählich; für ca. 5 Minuten: langsame Progressive Relaxation, um »Restspannung« zu reduzieren.[1]

Das Entspannen wird so beachtet, wie es sich anfühlt; auch wird beachtet, dass es sich ausbreiten will.

❯❯ **Da die Schrittfolge mit dieser Übung jetzt weiter abgerundet wird, folgen noch Zurückkommen und Innehalten – wenn es nicht zu viel wird, erst nach 1- bis 2-maligem Wiederholen dieses Schritts (wobei die Wiederholungen wieder jeweils nach einer kleinen Pause kommen):**

– Zurückkommen (»Zurücknehmen«) geschieht zunächst durch »Erden«. Verbunden mit einer kleinen Körperreise wird nach unten nachgespürt: Kopf – Schultern – oberer Rücken/Lehne, unterer Rücken – Bauch – Gesäß/Sitzfläche – Beine – Füße – Boden; dann wird zurückgezählt, von 5–0, und anschließend macht auch (kraftvolles) Räkeln und Strecken wacher.

– Innehalten als Feedback für sich selbst (maximal ca. 3 Minuten, weiter im Sitzen; evtl. werden **Ein**drücke notiert, **aus**gedrückt).

So wird etwas nachgeruht, um nachwirken zu lassen, weiter zu verarbeiten.

❯❯ **Diese 7 Lernschritte werden auch mit dem anderen Arm durchgeführt.**

2.2   2. Schrittfolge (10 Schritte): Anwendung auf die Beine (und ihre Muskelpartien)

Übersicht: 2. Schrittfolge

Für das Üben im Sitzen – außer 5: Stehen oder Sitzen. (Für die anderen Haltungen sind einige Beschreibungen anzupassen).

Beachtet wird das **Anspannen** (außer beim Entspannen: 3., 6. und 9. Schritt), danach wird jeweils das **Entspannen** beachtet:

1. Schritt: Fuß wird nach oben gebeugt.
2. Schritt: Zehenspitzen werden nach unten gedrückt.
3. Schritt: Entspannen wird zugelassen, ohne vorher anzuspannen.
4. Schritt: Fuß wird gehoben, ganz (ohne den Oberschenkel zu bewegen).
5. Schritt: Knie wird gebeugt (Stehen: angehobenes Bein, Ferse nach hinten).
6. Schritt: Entspannen wird zugelassen, ohne vorher anzuspannen.
7. Schritt: Ganzer Fuß wird heruntergedrückt.
8. Schritt: Knie wird angehoben, dabei Bein/Fuß lose, locker hängen gelassen.
9. Schritt: Entspannen wird zugelassen, ohne vorher anzuspannen.
10. Schritt: Ganzes Bein wird graduell immer mehr versteift, ohne ein Körperteil zu verändern. Danach immer weniger Versteifung, für 5–10 Minuten langsame Progressive Relaxation, um Restspannung zu reduzieren.

- **Durchführung 2. Schrittfolge**
- ■ **1. Schritt**
- »Ankommen«, einige (3–5) Minuten – und ausgeruht in die Übung gehen: Im Sitzen wird eine bequeme Haltung gesucht, dem Stuhl nachgespürt (Sitzfläche, Lehnen) und seinem sicheren Stand auf dem festen Boden, den die Fußsohlen spüren; die Augen schließen sich, sie können sich jederzeit wieder öffnen …
- Fuß wird behutsam nach oben gebeugt (Ferse ist Grundlage!). Der Vorderfuß (»Vorfuß«) wird angehoben: Fußspitze zur Nasenspitze. Dies wird etwa 1 Minute beibehalten.

- Wenn die Wahrnehmung dabei die noch unbestimmte Emp-
  findung von Anspannen aufnimmt:
  - Wie ist die Empfindung von Anspannen?
  - Wo ist das Anspannen wahrzunehmen (möglichst genau
    zu »lokalisieren«)?
- Das Anspannen findet sich auf, **in** der Oberseite (Außen-/
  Vorderseite) des Unterschenkels.
- Das Anspannen löst sich dann (zügig); die Kraft wird aufge-
  hoben, der Fuß fällt schlaff herunter (mühelos, locker), wohin
  er will – zum Entspannen (auf der Unterlage, dem Boden!)
  Der gelockerte Fuß ruht so einige Minuten aus.

Das Entspannen wird so beachtet, wie es sich anfühlt; auch wird
beachtet, dass es sich ausbreiten will.

> **Tip**
>
> Wenn die Übung jetzt weiter abgerundet wird, folgen noch
> Zurückkommen und Innehalten – sonst erst nach 1- bis
> 2-maligem Wiederholen oder nach Üben von insgesamt 2–3
> Schritten (wobei Wiederholungen oder weitere Schritte je-
> weils nach einer kleinen Pause angefügt werden).

- Zurückkommen (»Zurücknehmen«) geschieht zunächst
  durch »Erden«. Verbunden mit einer kleinen Körperreise
  wird nach unten nachgespürt: Kopf – Schultern – oberer
  Rücken/Lehne, unterer Rücken – Bauch – Gesäß/Sitzfläche
  – Beine – Füße – Boden; dann wird zurückgezählt, von 5–0,
  und anschließend macht auch (kraftvolles) Räkeln und Strecken wacher.
- Innehalten als Feedback für sich selbst (maximal ca. 3 Minuten, weiter im Sitzen; evtl. werden **Ein**drücke notiert, **aus**gedrückt).

So wird etwas nachgeruht, um nachwirken zu lassen, weiter zu
verarbeiten.

■ ■ **2. Schritt**
- »Ankommen«, einige (3–5) Minuten – und ausgeruht in die
  Übung gehen: Im Sitzen wird eine bequeme Haltung gesucht,
  dem Stuhl nachgespürt (Sitzfläche, Lehnen) und seinem
  sicheren Stand auf dem festen Boden, den die Fußsohlen
  spüren; die Augen schließen sich, sie können sich jederzeit
  wieder öffnen …

2

- Ferse wird angehoben/Zehenspitzen werden nach unten gedrückt (in den Boden).
- Wo ist das Anspannen jetzt wahrzunehmen?
- In der Wade …
- Das Anspannen löst sich dann (zügig; die Kraft wird aufgehoben, die Ferse senkt sich mühelos, wohin sie will – zum Entspannen). Der gelockerte Fuß ruht so einige Minuten aus.

Das Entspannen wird so beachtet, wie es sich anfühlt; auch wird beachtet, dass es sich ausbreiten will.

> **Tip**
>
> Wenn die Übung jetzt weiter abgerundet wird, folgen noch Zurückkommen und Innehalten – sonst erst nach 1- bis 2-maligem Wiederholen oder nach Üben von insgesamt 2–3 Schritten (wobei Wiederholungen oder weitere Schritte jeweils nach einer kleinen Pause angefügt werden).

- Zurückkommen (»Zurücknehmen«) geschieht zunächst durch »Erden«. Verbunden mit einer kleinen Körperreise wird nach unten nachgespürt: Kopf – Schultern – oberer Rücken/Lehne, unterer Rücken – Bauch – Gesäß/Sitzfläche – Beine – Füße – Boden; dann wird zurückgezählt, von 5–0, und anschließend macht auch (kraftvolles) Räkeln und Strecken wacher.
- Innehalten als Feedback für sich selbst (maximal ca. 3 Minuten, weiter im Sitzen; evtl. werden **Ein**drücke notiert, **aus**gedrückt).

So wird etwas nachgeruht, um nachwirken zu lassen, weiter zu verarbeiten.

■ ■   **3. Schritt**
- »Ankommen«, einige (2–3) Minuten – und ausgeruht in die Übung gehen: Im Sitzen wird eine bequeme Haltung gesucht, dem Stuhl nachgespürt (Sitzfläche, Lehnen) und seinem sicheren Stand auf dem festen Boden, den die Fußsohlen spüren; die Augen schließen sich, sie können sich jederzeit wieder öffnen …
- Fuß (Bein) entspannt behutsam (von sich aus, ohne vorher anzuspannen). Weitergehendes Entspannen wird zugelassen.

Das Entspannen wird beachtet, wie es sich anfühlt; und auch, dass es sich ausbreiten will.

> **Tip**
>
> Wenn die Übung jetzt weiter abgerundet wird, folgen noch Zurückkommen und Innehalten – sonst erst nach 1- bis 2-maligem Wiederholen oder nach Üben von insgesamt 2–3 Schritten (wobei Wiederholungen oder weitere Schritte jeweils nach einer kleinen Pause angefügt werden).

- Zurückkommen (»Zurücknehmen«) geschieht zunächst durch »Erden«. Verbunden mit einer kleinen Körperreise wird nach unten nachgespürt: Kopf – Schultern – oberer Rücken/Lehne, unterer Rücken – Bauch – Gesäß/Sitzfläche – Beine – Füße – Boden; dann wird zurückgezählt, von 5–0, und anschließend macht auch (kraftvolles) Räkeln und Strecken wacher.
- Innehalten als Feedback für sich selbst (maximal ca. 3 Minuten, weiter im Sitzen; evtl. werden **Ein**drücke notiert, ausgedrückt).

So wird etwas nachgeruht, um nachwirken zu lassen, weiter zu verarbeiten.

■ ■ · **4. Schritt**

> **Tip**
>
> Gut auch im Stehen auszuführen! Auch dann wird zunächst dem sicheren, festen Boden nachgespürt; die Übung wird insgesamt eher mit offenen Augen durchgeführt.

- »Ankommen«, einige (3–5) Minuten – und ausgeruht in die Übung gehen: Im Sitzen wird eine bequeme Haltung gesucht, dem Stuhl nachgespürt (Sitzfläche, Lehnen) und seinem sicheren Stand auf dem festen Boden, den die Fußsohlen spüren; die Augen schließen sich, sie können sich jederzeit wieder öffnen …
- Fuß wird gehoben, vom Boden, ganz (ohne den Oberschenkel zu bewegen).
- Wo ist das Anspannen jetzt wahrzunehmen?
- Im Oberschenkel, Oberseite (Außen-/Vorderseite) …
- Das Anspannen lockert sich dann (zügig); die Kraft wird aufgehoben, der Fuß fällt wieder (mühelos, locker), wohin er will – zum Entspannen. In dieser Haltung einige Minuten ausruhen.

Das Entspannen wird so beachtet, wie es sich anfühlt; auch wird beachtet, dass es sich ausbreiten will.

> **Tip**
>
> Wenn die Übung jetzt weiter abgerundet wird, folgen noch Zurückkommen und Innehalten – sonst erst nach 1- bis 2-maligem Wiederholen oder nach Üben von insgesamt 2–3 Schritten (wobei Wiederholungen oder weitere Schritte jeweils nach einer kleinen Pause angefügt werden).

- Zurückkommen (»Zurücknehmen«) geschieht zunächst durch »Erden«. Verbunden mit einer kleinen Körperreise wird nach unten nachgespürt: Kopf – Schultern – oberer Rücken/Lehne, unterer Rücken – Bauch – Gesäß/Sitzfläche – Beine – Füße – Boden; dann wird zurückgezählt, von 5–0, und anschließend macht auch (kraftvolles) Räkeln und Strecken wacher.
- Innehalten als Feedback für sich selbst (maximal ca. 3 Minuten, weiter im Sitzen; evtl. werden **Ein**drücke notiert, **aus**gedrückt).

So wird etwas nachgeruht, um nachwirken zu lassen, weiter zu verarbeiten.

■■ **5. Schritt**

> **Tip**
>
> Besonders gut im Stehen auszuführen, aber auch im Sitzen möglich!

- »Ankommen«, einige (3–5) Minuten – und ausgeruht in die Übung gehen:
  - **Im Stehen** wird der bequemen Haltung auf dem festen Boden nachgespürt; die Übung eher mit offenen Augen ausführen.
  - **Im Sitzen** wird eine bequeme Haltung gesucht, indem dem Stuhl nachgespürt wird (Sitzfläche, Lehnen) und seinem sicheren Stand auf dem festen Boden, den die Fußsohlen spüren; die Augen schließen sich, sie können sich jederzeit wieder öffnen …
- Knie wird (stärker*) gebeugt (angehobenes Bein; Ferse nach hinten, in Richtung Beugung).

— Wo ist das Anspannen jetzt wahrzunehmen?

— In der Unterseite des Oberschenkels (Innen-/Rückseite) …

— Das Anspannen löst sich dann (zügig); die Kraft wird aufgehoben, der Fuß fällt wieder (mühelos), wohin er will – zum
Entspannen. Der gelockerte Fuß ruht so einige Minuten aus.

ⓘ * »Stärker«: Da die Knie im Sitzen ohnehin (leicht) gebeugt sind:
in einem »stumpfen Winkel«, möglichst über 90°, wegen des
Energieflusses, insbesondere des Blutes (vgl. Bioenergetik nach
Lowen). Im Stehen sind sie ebenfalls gebeugt (noch leichter);
zum Anspannen werden sie stärker gebeugt.

■■ **6. Schritt**

Wie ▶ 3. Schritt.

■■ **7. Schritt**

— »Ankommen«, einige (3–5) Minuten – und ausgeruht in die
Übung gehen: Im Sitzen wird eine bequeme Haltung gesucht,
dem Stuhl nachgespürt (Sitzfläche, Lehnen) und seinem
sicheren Stand auf dem festen Boden, den die Fußsohlen
spüren; die Augen schließen sich, sie können sich jederzeit
wieder öffnen …

— Ganzer Fuß wird heruntergedrückt (gegen den Boden).

— Wo ist Anspannen?

— In den Gesäßmuskeln …

— Anspannen löst sich (zügig); Kraft wird aufgehoben (mühelos). Ruhestellung, einige Minuten.

Das Entspannen wird so beachtet, wie es sich anfühlt; auch wird
beachtet, dass es sich ausbreiten will.

Tip		
Wenn die Übung jetzt weiter abgerundet wird, folgen noch Zurückkommen und Innehalten – sonst erst nach 1- bis 2-maligem Wiederholen oder nach Üben von insgesamt 2–3 Schritten (wobei Wiederholungen oder weitere Schritte jeweils nach einer kleinen Pause angefügt werden).		

— Zurückkommen (»Zurücknehmen«) geschieht zunächst
durch »Erden«. Verbunden mit einer kleinen Körperreise
wird nach unten nachgespürt: Kopf – Schultern – oberer
Rücken/Lehne, unterer Rücken – Bauch – Gesäß/Sitzfläche
– Beine – Füße – Boden; dann wird zurückgezählt, von 5–0,

und anschließend macht auch (kraftvolles) Räkeln und Strecken wacher.

- Innehalten als Feedback für sich selbst (maximal ca. 3 Minuten, weiter im Sitzen; evtl. werden **Ein**drücke notiert, **aus**gedrückt).

So wird etwas nachgeruht, um nachwirken zu lassen, weiter zu verarbeiten.

▪▪   8. Schritt

- »Ankommen«, einige (3–5) Minuten – und ausgeruht in die Übung gehen: Im Sitzen wird eine bequeme Haltung gesucht, dem Stuhl nachgespürt (Sitzfläche, Lehnen) und seinem sicheren Stand auf dem festen Boden, den die Fußsohlen spüren; die Augen schließen sich, sie können sich jederzeit wieder öffnen …
- Knie wird (etwas) angehoben, dabei werden Bein/Fuß lose, locker hängengelassen.
- Wo ist Anspannen?
- In der oberen (vorderen) Hüfte und tief im Unterleib …
- Anspannen löst sich (zügig); Kraft wird aufgehoben (mühelos). Ruhestellung, einige Minuten.

Das Entspannen wird so beachtet, wie es sich anfühlt; auch wird beachtet, dass es sich ausbreiten will.

Tip		
Wenn die Übung jetzt weiter abgerundet wird, folgen noch Zurückkommen und Innehalten – sonst erst nach 1- bis 2-maligem Wiederholen oder nach Üben von insgesamt 2–3 Schritten (wobei Wiederholungen oder weitere Schritte jeweils nach einer kleinen Pause angefügt werden).		

- Zurückkommen (»Zurücknehmen«) geschieht zunächst durch »Erden«. Verbunden mit einer kleinen Körperreise wird nach unten nachgespürt: Kopf – Schultern – oberer Rücken/Lehne, unterer Rücken – Bauch – Gesäß/Sitzfläche – Beine – Füße – Boden; dann wird zurückgezählt, von 5–0, und anschließend macht auch (kraftvolles) Räkeln und Strecken wacher.
- Innehalten als Feedback für sich selbst (maximal ca. 3 Minuten, weiter im Sitzen; evtl. werden **Ein**drücke notiert, **aus**gedrückt).

So wird etwas nachgeruht, um nachwirken zu lassen, weiter zu verarbeiten.

■■　**9. Schritt**

▬　»Ankommen«, einige (2–3) Minuten – und ausgeruht in die Übung gehen: Im Sitzen wird eine bequeme Haltung gesucht, dem Stuhl nachgespürt (Sitzfläche, Lehnen) und seinem sicheren Stand auf dem festen Boden, den die Fußsohlen spüren; die Augen schließen sich, sie können sich jederzeit wieder öffnen …

▬　Ganzes Bein entspannt (behutsam) (ohne vorher anzuspannen). Weitergehendes Entspannen wird zugelassen (▶ 3. Schritt).

Das Entspannen wird beachtet, wie es sich anfühlt; auch wird beachtet, dass es sich ausbreiten will.

> **Tip**
>
> Wenn die Übung jetzt weiter abgerundet wird, folgen noch Zurückkommen und Innehalten – sonst erst nach 1- bis 2-maligem Wiederholen oder nach Üben von insgesamt 2-3 Schritten (wobei Wiederholungen oder weitere Schritte jeweils nach einer kleinen Pause angefügt werden).

▬　Zurückkommen (»Zurücknehmen«) geschieht zunächst durch »Erden«. Verbunden mit einer kleinen Körperreise wird nach unten nachgespürt: Kopf – Schultern – oberer Rücken/Lehne, unterer Rücken – Bauch – Gesäß/Sitzfläche – Beine – Füße – Boden; dann wird zurückgezählt, von 5–0, und anschließend macht auch (kraftvolles) Räkeln und Strecken wacher.

▬　Innehalten als Feedback für sich selbst (maximal ca. 3 Minuten, weiter im Sitzen; evtl. werden **Ein**drücke notiert, **aus**gedrückt).

So wird etwas nachgeruht, um nachwirken zu lassen, weiter zu verarbeiten.

■■　**10. Schritt**

▬　»Ankommen«, einige (3–5) Minuten – und ausgeruht in die Übung gehen: Im Sitzen wird eine bequeme Haltung gesucht, dem Stuhl nachgespürt (Sitzfläche, Lehnen) und seinem sicheren Stand auf dem festen Boden, den die Fußsohlen spüren; die Augen schließen sich, sie können sich jederzeit wieder öffnen …

— Ganzes Bein wird langsam, allmählich (graduell) immer mehr versteift, ohne die Haltung zu verändern, mit keinem Körperteil.

— Versteifung wird zurückgenommen, sie wird immer weniger, genauso allmählich; für (maximal) ca. 5 Minuten: langsame Progressive Relaxation, um »Restspannung« zu reduzieren.

Das Entspannen wird so beachtet, wie es sich anfühlt, und auch, dass es sich ausbreiten will.

> **Tip**
>
> Da die Schrittfolge mit dieser Übung jetzt weiter abgerundet wird, folgen noch Zurückkommen und Innehalten – wenn es nicht zu viel wird, erst nach 1- bis 2-maligem Wiederholen dieses Schritts (wobei die Wiederholungen wieder jeweils nach einer kleinen Pause kommen).

— Zurückkommen (»Zurücknehmen«) geschieht zunächst durch »Erden«. Verbunden mit einer kleinen Körperreise wird nach unten nachgespürt: Kopf – Schultern – oberer Rücken/Lehne, unterer Rücken – Bauch – Gesäß/Sitzfläche – Beine – Füße – Boden; dann wird zurückgezählt, von 5–0, und anschließend macht auch (kraftvolles) Räkeln und Strecken wacher.

— Innehalten als Feedback für sich selbst (maximal ca. 3 Minuten, weiter im Sitzen; evtl. werden **Ein**drücke notiert, **aus**gedrückt).

So wird etwas nachgeruht, um nachwirken zu lassen, weiter zu verarbeiten.

❯ **Diese 10 Lernschritte werden auch mit dem anderen Bein durchgeführt.**

2.3 3. Schrittfolge (10 Schritte): Anwendung auf den Rumpf (und seine Muskelpartien)

Übersicht: 3. Schrittfolge

Für das Üben im Sitzen – 5. Schritt **im Liegen**: Schultern gegen Unterlage gedrückt. (Für die anderen Haltungen sind einige Beschreibungen anzupassen.)

Beachtet wird das **Anspannen** (außer beim Entspannen: 3., 6. und 9. Schritt), danach wird jeweils das **Entspannen** beachtet:

1. Schritt: Unterleib wird eingezogen.
2. Schritt: Rücken wird gestreckt/gestrafft.
3. Schritt: Entspannen wird zugelassen, ohne vorher anzuspannen (Unterleib, Rücken, Beine).*
4. Schritt: Durchatmen wird zugelassen, etwas tiefer als sonst.
5. Schritt: Schultern werden zurückgebeugt.
6. Schritt: Entspannen wird zugelassen, ohne vorher anzuspannen (Schultern, Brust/Bauch).*
7. Schritt: Arm geht waagrecht vor die Brust, eingedreht (Innenseite zum Körper).
8. Schritt: Der andere Arm macht das Gleiche.
9. Schritt: Entspannen wird zugelassen, ohne vorher anzuspannen.*
10. Schritt: Schultern werden gehoben.

ⓘ * Entspannen geht wieder (ohne vorher anzuspannen) von denjenigen Körperpartien aus, die soeben einbezogen wurden, und »wandert« zu den anderen Körperpartien hin – letztlich wird zugelassen, wie es sich so ganzkörperlich wie möglich ausbreitet.

- Durchführung 3. Schrittfolge
- 1. Schritt

– »Ankommen«, einige (3–5) Minuten – und ausgeruht in die Übung gehen: Im Sitzen wird eine bequeme Haltung gesucht, dem Stuhl nachgespürt (Sitzfläche, Lehnen) und seinem sicheren Stand auf dem festen Boden, den die Fußsohlen spüren; die Augen schließen sich, sie können sich jederzeit wieder öffnen …

– Der Unterleib (Abdomen) wird behutsam, stetig eingezogen. (Dies wird wieder etwa 1 Minute lang beibehalten, maximal*).

— Wenn die Wahrnehmung dabei die noch unbestimmte Emp-
   findung von Anspannen aufnimmt:
   — Wie ist die Empfindung von Anspannen?
   — Wo ist das Anspannen wahrzunehmen … (möglichst ge-
      nau zu »lokalisieren«)?
— Das Anspannen findet sich dort, im Unterleib, ausgebreitet.
— Das Anspannen löst sich dann (zügig); die Kraft wird auf-
   gehoben (mühelos). Der gelockerte Unterleib/Bauch ruht so
   einige Minuten aus.

Das Entspannen wird so beachtet, wie es sich anfühlt; auch wird
beachtet, dass es sich ausbreiten will.

> **Tip**
>
> Wenn die Übung jetzt weiter abgerundet wird, folgen noch
> Zurückkommen und Innehalten – sonst erst nach 1- bis
> 2-maligem Wiederholen oder nach Üben von insgesamt 2–3
> Schritten (wobei Wiederholungen oder weitere Schritte je-
> weils nach einer kleinen Pause angefügt werden).

— Zurückkommen (»Zurücknehmen«) geschieht zunächst
   durch »Erden«. Verbunden mit einer kleinen Körperreise
   wird nach unten nachgespürt: Kopf – Schultern – oberer
   Rücken/Lehne, unterer Rücken – Bauch – Gesäß/Sitzfläche
   – Beine – Füße – Boden; dann wird zurückgezählt, von 5–0,
   und anschließend macht auch (kraftvolles) Räkeln und Strecken wacher.
— Innehalten als Feedback für sich selbst (maximal ca. 3 Minuten, weiter im Sitzen; evtl. werden **Ein**drücke notiert, **aus**gedrückt).

So wird etwas nachgeruht, um nachwirken zu lassen, weiter zu
verarbeiten.

❶ * Maximal 1 Minute, da der Bauch besonders behutsam zu
behandeln ist.

▪▪ 2. Schritt
— »Ankommen«, einige (3–5) Minuten – und ausgeruht in die
   Übung gehen: Im Sitzen wird eine bequeme Haltung gesucht,
   dem Stuhl nachgespürt (Sitzfläche, Lehnen) und seinem
   sicheren Stand auf dem festen Boden, den die Fußsohlen
   spüren; die Augen schließen sich, sie können sich jederzeit
   wieder öffnen …

- Der Rücken wird behutsam gestreckt/gestrafft bis zum aufgerichteten Sitzen.
- Wenn die Wahrnehmung dabei die noch unbestimmte Empfindung von Anspannen aufnimmt:
  - Wie ist die Empfindung von Anspannen?
  - Wo ist das Anspannen wahrzunehmen … (möglichst genau zu »lokalisieren«)?'
- Das Anspannen findet sich an beiden Seiten der Wirbelsäule.
- Das Anspannen löst sich dann (zügig); die Kraft wird aufgehoben (mühelos). Der gelockerte Rücken ruht so einige Minuten aus.

Das Entspannen wird so beachtet, wie es sich anfühlt; auch wird beachtet, dass es sich ausbreiten will.

> **Tip**
>
> Wenn die Übung jetzt weiter abgerundet wird, folgen noch Zurückkommen und Innehalten – sonst erst nach 1- bis 2-maligem Wiederholen oder nach Üben von insgesamt 2–3 Schritten (wobei Wiederholungen oder weitere Schritte jeweils nach einer kleinen Pause angefügt werden).

- Zurückkommen (»Zurücknehmen«) geschieht zunächst durch »Erden«. Verbunden mit einer kleinen Körperreise wird nach unten nachgespürt: Kopf – Schultern – oberer Rücken/Lehne, unterer Rücken – Bauch – Gesäß/Sitzfläche – Beine – Füße – Boden; dann wird zurückgezählt, von 5–0, und anschließend macht auch (kraftvolles) Räkeln und Strecken wacher.
- Innehalten als Feedback für sich selbst (maximal ca. 3 Minuten, weiter im Sitzen; evtl. werden **Ein**drücke notiert, **aus**gedrückt).

So wird etwas nachgeruht, um nachwirken zu lassen, weiter zu verarbeiten.

▪▪ 3. Schritt
- »Ankommen«, einige (2–3) Minuten – und ausgeruht in die Übung gehen: Im Sitzen wird eine bequeme Haltung gesucht, dem Stuhl nachgespürt (Sitzfläche, Lehnen) und seinem sicheren Stand auf dem festen Boden, den die Fußsohlen spüren; die Augen schließen sich, sie können sich jederzeit wieder öffnen …

— Rücken, Bauch entspannt behutsam (von sich aus, ohne vorher anzuspannen). Weitergehendes Entspannen wird zugelassen.[1]

Das Entspannen wird beachtet, wie es sich anfühlt; und auch, dass es sich ausbreiten will.

> **Tip**
>
> Wenn die Übung jetzt weiter abgerundet wird, folgen noch Zurückkommen und Innehalten – sonst erst nach 1- bis 2-maligem Wiederholen oder nach Üben von insgesamt 2–3 Schritten (wobei Wiederholungen oder weitere Schritte jeweils nach einer kleinen Pause angefügt werden).

— Zurückkommen (»Zurücknehmen«) geschieht zunächst durch »Erden«. Verbunden mit einer kleinen Körperreise wird nach unten nachgespürt: Kopf – Schultern – oberer Rücken/Lehne, unterer Rücken – Bauch – Gesäß/Sitzfläche – Beine – Füße – Boden; dann wird zurückgezählt, von 5–0, und anschließend macht auch (kraftvolles) Räkeln und Strecken wacher.
— Innehalten als Feedback für sich selbst (maximal ca. 3 Minuten, weiter im Sitzen; evtl. werden **Ein**drücke notiert, **aus**gedrückt).

So wird etwas nachgeruht, um nachwirken zu lassen, weiter zu verarbeiten.

■ ■   **4. Schritt**
— »Ankommen«, einige (3–5) Minuten – und ausgeruht in die Übung gehen: Im Sitzen wird eine bequeme Haltung gesucht, dem Stuhl nachgespürt (Sitzfläche, Lehnen) und seinem sicheren Stand auf dem festen Boden, den die Fußsohlen spüren; die Augen schließen sich, sie können sich jederzeit wieder öffnen …
— Während behutsames Durchatmen zugelassen wird, etwas tiefer als sonst …
— … nimmt die Wahrnehmung dabei die noch unbestimmte Empfindung von Anspannen auf …:
  — Wie ist die Empfindung von Anspannen?
  — Wo ist das Anspannen wahrzunehmen … (möglichst genau zu »lokalisieren«)?'

- Das Anspannen beim Atmen findet sich über die Rippen ausgebreitet.
- Das Anspannen löst sich dann (behutsam-zügig, durch weniger tiefes Atmen*); die Kraft wird aufgehoben (mühelos), indem das Atmen von selbst ins »automatische« Atmen »geht« (nicht willentlich), eine ganze Reihe von Minuten lang, eine ganze Weile (jedoch maximal 10 Minuten«).

Das Entspannen wird so beachtet, wie es sich anfühlt; auch wird beachtet, dass es sich ausbreiten will.

> **Tip**
>
> Wenn die Übung jetzt weiter abgerundet wird, folgen noch Zurückkommen und Innehalten – sonst erst nach 1- bis 2-maligem Wiederholen oder nach Üben von insgesamt 2–3 Schritten (wobei Wiederholungen oder weitere Schritte jeweils nach einer kleinen Pause angefügt werden).

- Zurückkommen (»Zurücknehmen«) geschieht zunächst durch »Erden«. Verbunden mit einer kleinen Körperreise wird nach unten nachgespürt: Kopf – Schultern – oberer Rücken/Lehne, unterer Rücken – Bauch – Gesäß/Sitzfläche – Beine – Füße – Boden; dann wird zurückgezählt, von 5–0, und anschließend macht auch (kraftvolles) Räkeln und Strecken wacher.
- Innehalten als Feedback für sich selbst (maximal ca. 3 Minuten, weiter im Sitzen; evtl. werden **Ein**drücke notiert, **aus**gedrückt).

So wird etwas nachgeruht, um nachwirken zu lassen, weiter zu verarbeiten.

ℹ * Beim Atmen wird allenfalls behutsam-zügig verändert. Unser Zusatz »durch weniger tiefes Atmen« verdeutlicht, was dabei geschieht – wobei kein zu flaches Atmen gemeint ist, durch es würde ohnehin wieder zu stark verändert.

▪▪ **5. Schritt**
- »Ankommen«, einige (3–5) Minuten – und ausgeruht in die Übung gehen: Im Sitzen wird eine bequeme Haltung gesucht, dem Stuhl nachgespürt (Sitzfläche, Lehnen) und seinem sicheren Stand auf dem festen Boden, den die Fußsohlen spüren; die Augen schließen sich, sie können sich jederzeit wieder öffnen …

— Die Schultern werden zurückgebeugt.
— Wenn die Wahrnehmung dabei die noch unbestimmte Empfindung von Anspannen aufnimmt:
  — Wie ist die Empfindung von Anspannen …?
  — Wo ist das Anspannen wahrzunehmen … (möglichst genau zu »lokalisieren«)?
— In den Schulterblättern.
— Anspannen löst sich (zügig); Kraft wird aufgehoben (mühelos). Die entspannenden Schultern ruhen einige Minuten aus (welche entspannende Haltung sie auch immer finden).

Das Entspannen wird so beachtet, wie es sich anfühlt; auch wird beachtet, dass es sich ausbreiten will.

> **Tip**
>
> Wenn die Übung jetzt weiter abgerundet wird, folgen noch Zurückkommen und Innehalten – sonst erst nach 1- bis 2-maligem Wiederholen oder nach Üben von insgesamt 2–3 Schritten (wobei Wiederholungen oder weitere Schritte jeweils nach einer kleinen Pause angefügt werden).

— Zurückkommen (»Zurücknehmen«) geschieht zunächst durch »Erden«. Verbunden mit einer kleinen Körperreise wird nach unten nachgespürt: Kopf – Schultern – oberer Rücken/Lehne, unterer Rücken – Bauch – Gesäß/Sitzfläche – Beine – Füße – Boden; dann wird zurückgezählt, von 5–0, und anschließend macht auch (kraftvolles) Räkeln und Strecken wacher.
— Innehalten als Feedback für sich selbst (maximal ca. 3 Minuten, weiter im Sitzen; evtl. werden **Ein**drücke notiert, **aus**gedrückt).

So wird etwas nachgeruht, um nachwirken zu lassen, weiter zu verarbeiten.

■ ■ **6. Schritt**
Wie ▶ 3. Schritt.

▪▪ 7. Schritt [1]

> **Tip**
>
> Damit diese Übung nicht komplizierter wirkt als sie zunächst erscheint: Der Arm kann die Brust eher berühren; und, damit er nicht in eine Überstreckung kommt, ragt er eher nicht über den Körper hinaus: Die Überstreckung ist u. E. möglichst gering zu halten – auch, um der Spannung im Arm nicht mehr Aufmerksamkeit zu widmen als der hier wesentlicheren Brustspannung.

— »Ankommen«, einige (3–5) Minuten – und ausgeruht in die Übung gehen: Im Sitzen wird eine bequeme Haltung gesucht, dem Stuhl nachgespürt (Sitzfläche, Lehnen) und seinem sicheren Stand auf dem festen Boden, den die Fußsohlen spüren; die Augen schließen sich, sie können sich jederzeit wieder öffnen …

— Arm geht waagrecht vor die Brust, eingedreht (Innenseite zum Körper).

— Wo ist Anspannen?

— Im Brustkorb …

— Anspannen löst sich (zügig); Kraft wird aufgehoben (mühelos), indem der Arm fallen gelassen wird, wohin er will – zum Entspannen (hier besonders der Brust); Ruhestellung, einige Minuten lang.

Das Entspannen wird so beachtet, wie es sich anfühlt; auch wird beachtet, dass es sich ausbreiten will.

> **Tip**
>
> Wenn die Übung jetzt weiter abgerundet wird, folgen noch Zurückkommen und Innehalten – sonst erst nach 1- bis 2-maligem Wiederholen oder nach Üben von insgesamt 2-3 Schritten (wobei Wiederholungen oder weitere Schritte jeweils nach einer kleinen Pause angefügt werden).

— Zurückkommen (»Zurücknehmen«) geschieht zunächst durch »Erden«. Verbunden mit einer kleinen Körperreise wird nach unten nachgespürt: Kopf – Schultern – oberer Rücken/Lehne, unterer Rücken – Bauch – Gesäß/Sitzfläche – Beine – Füße – Boden; dann wird zurückgezählt, von 5-0,

2

und anschließend macht auch (kraftvolles) Räkeln und Strecken wacher.
— Innehalten als Feedback für sich selbst (maximal ca. 3 Minuten, weiter im Sitzen; evtl. werden **Ein**drücke notiert,
ausgedrückt).

So wird etwas nachgeruht, um nachwirken zu lassen, weiter zu
verarbeiten.

▪▪ 8. Schritt
Der andere Arm macht das Gleiche.

▪▪ 9. Schritt
Wie ▶ 3. Schritt.

▪▪ 10. Schritt
— »Ankommen«, einige (3–5) Minuten – und ausgeruht in die
Übung gehen: Im Sitzen wird eine bequeme Haltung gesucht,
dem Stuhl nachgespürt (Sitzfläche, Lehnen) und seinem
sicheren Stand auf dem festen Boden, den die Fußsohlen
spüren; die Augen schließen sich, sie können sich jederzeit
wieder öffnen …
— Die Schultern werden gehoben.
— Wo ist Anspannen?
— Im Nacken.
— Anspannen löst sich (zügig); Kraft wird aufgehoben (mühe-
los). Ruhestellung, einige Minuten lang (welche Haltung die
Schultern auch immer finden, wobei sie beim Entspannen
eher hängen wollen).

Das Entspannen wird so beachtet, wie es sich anfühlt; und auch,
dass es sich ausbreiten will.

> **Tip**
>
> Da die Schrittfolge mit dieser Übung jetzt weiter abgerundet
> wird, folgen noch Zurückkommen und Innehalten – wenn es
> nicht zu viel wird, erst nach 1- bis 2-maligem Wiederholen
> dieses Schritts (wobei die Wiederholungen wieder jeweils
> nach einer kleinen Pause kommen).

— Zurückkommen (»Zurücknehmen«) geschieht zunächst
durch »Erden«. Verbunden mit einer kleinen Körperreise
wird nach unten nachgespürt: Kopf – Schultern – oberer

Rücken/Lehne, unterer Rücken – Bauch – Gesäß/Sitzfläche – Beine – Füße – Boden; dann wird zurückgezählt, von 5–0, und anschließend macht auch (kraftvolles) Räkeln und Strecken wacher.

— Innehalten als Feedback für sich selbst (maximal ca. 3 Minuten, weiter im Sitzen; evtl. werden **Ein**drücke notiert, **aus**gedrückt).

So wird etwas nachgeruht, um nachwirken zu lassen, weiter zu verarbeiten.

2.4 4. Schrittfolge (7 Schritte): Anwendung auf den Nacken (und seine Muskelpartien)

Übersicht: 4. Schrittfolge [1]

Für das Üben im Sitzen. (Für die anderen Haltungen sind die Beschreibungen identisch – bis auf den 1. Schritt im Liegen: der Kopf wird dann auf die Unterlage gedrückt.)

Beachtet wird das **Anspannen** (außer beim Entspannen: 3. und 6. Schritt), danach wird jeweils das **Entspannen** beachtet:

1. Schritt: Kopf wird leicht zurückgebeugt.
2. Schritt: Kinn wird gegen den Brustkorb gebeugt.
3. Schritt: Entspannen wird zugelassen.
4. Schritt: Kopf wird nach rechts gebeugt.
5. Schritt: Kopf wird nach links gebeugt.
6. Schritt: Entspannen wird zugelassen.
7. Schritt: Kopf wird aufgerichtet.

- **Durchführung 4. Schrittfolge**
- ■ **1. Schritt**
- »Ankommen«, einige (3–5) Minuten – und ausgeruht in die Übung gehen: Im Sitzen wird eine bequeme Haltung gesucht, dem Stuhl nachgespürt (Sitzfläche, Lehnen) und seinem sicheren Stand auf dem festen Boden, den die Fußsohlen spüren; die Augen schließen sich, sie können sich jederzeit wieder öffnen …
- Kopf wird leicht zurückgebeugt.
- Wenn die Wahrnehmung unbestimmte Empfindung von Anspannen aufnimmt:
  - Wie ist die Empfindung von Anspannen?
  - Wo ist Anspannen wahrzunehmen … (möglichst genau zu »lokalisieren«)?

— Im hinteren Nacken.
— Indem der Kopf zurückgeht (etwa in die Ausgangsstellung*):
Anspannen löst sich (allmählich*); Kraft wird aufgehoben
(mühelos). Der entspannende Nacken ruht einige Minuten
lang aus.

Das Entspannen wird so beachtet, wie es sich anfühlt; auch wird
beachtet, dass es sich ausbreiten will.

ℹ️ * (s. Anmerkung zur Übersicht in ▶ Kap. 3) Im offenbar repräsentativ gedachten 4./5. Schritt geht Entspannen u. E. für den
Kopf-Nacken-Bereich **zu schnell** bzw. **zu »zügig«** (mit unserem Ausdruck). Daher formulieren wir (bereits auch in den
folgenden, ersten Schritten): Der Kopf **geht** zurück (etwa in die
Ausgangsstellung). Was auch heißt: Er schnellt **nicht irgendwohin** – und dadurch eventuell in eine neue **An**spannung, statt in
die **ent**spannende »Ruhestellung«.

> **Tip**
>
> Wenn die Übung jetzt weiter abgerundet wird, folgen noch
> Zurückkommen und Innehalten – sonst erst nach 1- bis
> 2-maligem Wiederholen oder nach Üben von insgesamt 2–3
> Schritten (wobei Wiederholungen oder weitere Schritte je-
> weils nach einer kleinen Pause angefügt werden).

— Zurückkommen (»Zurücknehmen«) geschieht zunächst
durch »Erden«. Verbunden mit einer kleinen Körperreise
wird nach unten nachgespürt: Kopf – Schultern – oberer
Rücken/Lehne, unterer Rücken – Bauch – Gesäß/Sitzfläche
– Beine – Füße – Boden; dann wird zurückgezählt, von 5–0,
und anschließend macht auch (kraftvolles) Räkeln und Strecken wacher.
— Innehalten als Feedback für sich selbst (maximal ca. 3 Minuten, weiter im Sitzen; evtl. werden **Ein**drücke notiert,
ausgedrückt).

So wird etwas nachgeruht, um nachwirken zu lassen, weiter zu
verarbeiten.

▪▪ 2. Schritt
— »Ankommen«, einige (3–5) Minuten – und ausgeruht in die
Übung gehen: Im Sitzen wird eine bequeme Haltung gesucht,
dem Stuhl nachgespürt (Sitzfläche, Lehnen) und seinem

sicheren Stand auf dem festen Boden, den die Fußsohlen
spüren; die Augen schließen sich, sie können sich jederzeit
wieder öffnen …
– Das Kinn wird gegen den Brustkorb gebeugt.
– Wo ist Anspannen?
– In den Nackenseiten.
– Indem Kinn/Kopf zurückgehen (etwa in die Ausgangsstellung): Anspannen löst sich (allmählich, mühelos). Der entspannende Nacken ruht einige Minuten lang aus.

Das Entspannen wird so beachtet, wie es sich anfühlt; auch wird
beachtet, dass es sich ausbreiten will.

Tip

Wenn die Übung jetzt weiter abgerundet wird, folgen noch
Zurückkommen und Innehalten – sonst erst nach 1- bis
2-maligem Wiederholen oder nach Üben von insgesamt 2–3
Schritten (wobei Wiederholungen oder weitere Schritte jeweils nach einer kleinen Pause angefügt werden).

– Zurückkommen (»Zurücknehmen«) geschieht zunächst
  durch »Erden«. Verbunden mit einer kleinen Körperreise
  wird nach unten nachgespürt: Kopf – Schultern – oberer
  Rücken/Lehne, unterer Rücken – Bauch – Gesäß/Sitzfläche –
  Beine – Füße – Boden; dann wird zurückgezählt, von 5–0 bis
  Null, und anschließend macht auch (kraftvolles) Räkeln und
  Strecken wacher.
– Innehalten als Feedback für sich selbst (maximal ca. 3 Minu-
  ten, weiter im Sitzen; evtl. werden **Ein**drücke notiert, **aus**ge-
  drückt).

So wird etwas nachgeruht, um nachwirken zu lassen, weiter zu
verarbeiten.

■■ 3. Schritt
– »Ankommen«, einige (2–3) Minuten – und ausgeruht in die
  Übung gehen: Im Sitzen wird eine bequeme Haltung gesucht,
  dem Stuhl nachgespürt (Sitzfläche, Lehnen) und seinem
  sicheren Stand auf dem festen Boden, den die Fußsohlen
  spüren; die Augen schließen sich, sie können sich jederzeit
  wieder öffnen …

2

— Der Nacken (Kopf, Kinn) entspannt behutsam (von sich aus, ohne vorher anzuspannen). Weitergehendes Entspannen wird zugelassen.[1]

Das Entspannen wird beachtet, wie es sich anfühlt; auch wird beachtet, dass es sich ausbreiten will.

Tip
Wenn die Übung jetzt weiter abgerundet wird, folgen noch Zurückkommen und Innehalten – sonst erst nach 1- bis 2-maligem Wiederholen oder nach Üben von insgesamt 2–3 Schritten (wobei Wiederholungen oder weitere Schritte jeweils nach einer kleinen Pause angefügt werden).

— Zurückkommen (»Zurücknehmen«) geschieht zunächst durch »Erden«. Verbunden mit einer kleinen Körperreise wird nach unten nachgespürt: Kopf – Schultern – oberer Rücken/Lehne, unterer Rücken – Bauch – Gesäß/Sitzfläche – Beine – Füße – Boden; dann wird zurückgezählt, von 5–0, und anschließend macht auch (durchaus kraftvolles) Räkeln und Strecken wacher.
— Innehalten als Feedback für sich selbst (maximal ca. 3 Minuten, weiter im Sitzen; evtl. werden **Ein**drücke notiert, **aus**gedrückt).

So wird etwas nachgeruht, um nachwirken zu lassen, weiter zu verarbeiten.

■ ■   4. Schritt
— »Ankommen«, einige (3–5) Minuten – und ausgeruht in die Übung gehen: Im Sitzen wird eine bequeme Haltung gesucht, dem Stuhl nachgespürt (Sitzfläche, Lehnen) und seinem sicheren Stand auf dem festen Boden, den die Fußsohlen spüren; die Augen schließen sich, sie können sich jederzeit wieder öffnen …
— Der Kopf wird nach rechts gebeugt.
— Wo ist Anspannen?
— In der rechten Nackenseite.
— Indem der Kopf zurückgeht (etwa in die Ausgangsstellung): Anspannen löst sich (allmählich, mühelos). Der entspannende Nacken ruht einige Minuten lang aus.

Das Entspannen wird so beachtet, wie es sich anfühlt; auch wird beachtet, dass es sich ausbreiten will.

> **Tip**
>
> Wenn die Übung jetzt weiter abgerundet wird, folgen noch Zurückkommen und Innehalten – sonst erst nach 1- bis 2-maligem Wiederholen oder nach Üben von insgesamt 2–3 Schritten (wobei Wiederholungen oder weitere Schritte jeweils nach einer kleinen Pause angefügt werden).

— Zurückkommen (»Zurücknehmen«) geschieht zunächst durch »Erden«. Verbunden mit einer kleinen Körperreise wird nach unten nachgespürt: Kopf – Schultern – oberer Rücken/Lehne, unterer Rücken – Bauch – Gesäß/Sitzfläche – Beine – Füße – Boden; dann wird zurückgezählt, von 5–0, und anschließend macht auch (kraftvolles) Räkeln und Strecken wacher.

— Innehalten als Feedback für sich selbst (maximal ca. 3 Minuten, weiter im Sitzen; evtl. werden **Ein**drücke notiert, **aus**gedrückt).

So wird etwas nachgeruht, um nachwirken zu lassen, weiter zu verarbeiten.

■■ 5. Schritt
(»Seitenverkehrt« das Gleiche, wie beim ▶ 4. Schritt.)

— »Ankommen«, einige (3–5) Minuten – und ausgeruht in die Übung gehen: Im Sitzen wird eine bequeme Haltung gesucht, dem Stuhl nachgespürt (Sitzfläche, Lehnen) und seinem sicheren Stand auf dem festen Boden, den die Fußsohlen spüren; die Augen schließen sich, sie können sich jederzeit wieder öffnen …

— Der Kopf wird nach links gebeugt.

— Wo ist Anspannen?

— In der linken Nackenseite.

— Indem der Kopf zurückgeht (etwa in die Ausgangsstellung): Anspannen löst sich (allmählich, mühelos). Der entspannende Nacken ruht einige Minuten lang aus.

Das Entspannen wird so beachtet, wie es sich anfühlt; auch wird beachtet, dass es sich ausbreiten will.

2

Tip

> Wenn die Übung jetzt weiter abgerundet wird, folgen noch Zurückkommen und Innehalten – sonst erst nach 1- bis 2-maligem Wiederholen oder nach Üben von insgesamt 2–3 Schritten (wobei Wiederholungen oder weitere Schritte jeweils nach einer kleinen Pause angefügt werden).

- Zurückkommen (»Zurücknehmen«) geschieht zunächst durch »Erden«. Verbunden mit einer kleinen Körperreise wird nach unten nachgespürt: Kopf – Schultern – oberer Rücken/Lehne, unterer Rücken – Bauch – Gesäß/Sitzfläche – Beine – Füße – Boden; dann wird zurückgezählt, von 5–0, und anschließend macht auch (kraftvolles) Räkeln und Strecken wacher.
- Innehalten als Feedback für sich selbst (maximal ca. 3 Minuten, weiter im Sitzen; evtl. werden **Ein**drücke notiert, **aus**gedrückt).

So wird etwas nachgeruht, um nachwirken zu lassen, weiter zu verarbeiten.

■ ■ **6. Schritt**
Wie ► 3. Schritt.

■ ■ **7. Schritt**
- »Ankommen«, einige (3–5) Minuten – und ausgeruht in die Übung gehen: Im Sitzen wird eine bequeme Haltung gesucht, dem Stuhl nachgespürt (Sitzfläche, Lehnen) und seinem sicheren Stand auf dem festen Boden, den die Fußsohlen spüren; die Augen schließen sich, sie können sich jederzeit wieder öffnen …
- Kopf wird aufgerichtet.
- Nacken entspannt so weit wie möglich.[1] Dabei kann die Wirbelsäule in sich ruhen.

Das Entspannen wird so beachtet, wie es sich anfühlt; und auch, dass es sich ausbreiten will.

Da die Schrittfolge mit dieser Übung jetzt weiter abgerundet wird, folgen noch Zurückkommen und Innehalten – wenn es nicht zu viel wird, erst nach 1- bis 2-maligem Wiederholen dieses Schritts (wobei die Wiederholungen wieder jeweils nach einer kleinen Pause kommen).

– Zurückkommen (»Zurücknehmen«) geschieht zunächst durch »Erden«. Verbunden mit einer kleinen Körperreise wird nach unten nachgespürt: Kopf – Schultern – oberer Rücken/Lehne, unterer Rücken – Bauch – Gesäß/Sitzfläche – Beine – Füße – Boden; dann wird zurückgezählt, von 5–0, und anschließend macht auch (kraftvolles) Räkeln und Strecken wacher.
– Innehalten als Feedback für sich selbst (maximal ca. 3 Minuten, weiter im Sitzen; evtl. werden **Ein**drücke notiert, **aus**gedrückt).

So wird etwas nachgeruht, um nachwirken zu lassen, weiter zu verarbeiten.

2.5 5. Schrittfolge (12 Schritte): Anwendung auf den Augenbereich (und seine Muskelpartien)

Übersicht: 5. Schrittfolge
Für das Üben im Sitzen. (Für die anderen Haltungen sind die Beschreibungen identisch.)

Beachtet wird das **Anspannen** (außer beim Entspannen: 3., 6., 9. und 12. Schritt), danach wird jeweils das **Entspannen** beachtet:
1. Schritt: Augenbrauen werden gehoben/Stirn wird in Falten gelegt (»gerunzelt«).
2. Schritt: Augenbrauen werden zusammengezogen.
3. Schritt: Entspannen wird zugelassen (Stirn, Brauen).
4. Schritt: Augen/-lider werden fest geschlossen.
5. Schritt: Augen blicken nach links (mit **geschlossenen** Augen/-lidern; auch **im Folgenden! Alternative:** mit **offenen** Augen, wenigstens zunächst).

2

> 6. Schritt: Entspannen wird zugelassen (Augen/-lider).
> 7. Schritt: Augen blicken nach rechts.
> 8. Schritt: Augen blicken nach oben.
> 9. Schritt: Entspannen wird zugelassen (Augen/-lider).
> 10. Schritt: Augen blicken nach unten.
> 11. Schritt: Augen blicken nach vorn.
> 12. Schritt: Entspannen wird zugelassen (Augen/-lider).

- **Durchführung 5. Schrittfolge**
- ■ **1. Schritt**
- »Ankommen«, einige (3–5) Minuten – und ausgeruht in die Übung gehen: Im Sitzen wird eine bequeme Haltung gesucht, dem Stuhl nachgespürt (Sitzfläche, Lehnen) und seinem sicheren Stand auf dem festen Boden, den die Fußsohlen spüren; die Augen schließen sich, sie können sich jederzeit wieder öffnen… (mit von vornherein offenen Augen auch möglich)…
- Augenbrauen werden gehoben/Stirn wird in Falten gelegt (»gerunzelt«).
  - Wie ist die Empfindung von Anspannen?
  - Wo ist Anspannen wahrzunehmen … (möglichst genau zu »lokalisieren«)?
- Dort; in der Stirn (und weiter![1]).
- (Indem die Brauen langsam[2] zurückgehen): Anspannen löst sich (allmählich); Kraft wird aufgehoben (mühelos). Von der entspannenden Stirn aus wird einige Minuten ausgeruht; wodurch die Stirn »glatt«[3] wird.

Das Entspannen wird so beachtet, wie es sich anfühlt; auch wird beachtet, dass es sich ausbreiten will.

> **Tip**
>
> Wenn die Übung jetzt weiter abgerundet wird, folgen noch Zurückkommen und Innehalten – sonst erst nach 1- bis 2-maligem Wiederholen oder nach Üben von insgesamt 2–3 Schritten (wobei Wiederholungen oder weitere Schritte jeweils nach einer kleinen Pause angefügt werden).

- Zurückkommen (»Zurücknehmen«) geschieht zunächst durch »Erden«. Verbunden mit einer kleinen Körperreise wird nach unten nachgespürt: Kopf – Schultern – oberer

Rücken/Lehne, unterer Rücken – Bauch – Gesäß/Sitzfläche
– Beine – Füße – Boden; dann wird zurückgezählt, von 5–0,
und anschließend macht auch (durchaus kraftvolles) Räkeln
und Strecken wacher.
- Innehalten als Feedback für sich selbst (maximal ca. 3 Minuten, weiter im Sitzen; evtl. werden **Ein**drücke notiert, **aus**gedrückt).

So wird etwas nachgeruht, um nachwirken zu lassen, weiter zu
verarbeiten.

■■　**2. Schritt**
- »Ankommen«, einige (3–5) Minuten – und ausgeruht in die
Übung gehen: Im Sitzen wird eine bequeme Haltung gesucht,
dem Stuhl nachgespürt (Sitzfläche, Lehnen) und seinem
sicheren Stand auf dem festen Boden, den die Fußsohlen
spüren; die Augen schließen sich, sie können sich jederzeit
wieder öffnen … (auch möglich mit von vornherein offenen
Augen).
- Die Augenbrauen werden zusammengezogen.
- Wo ist Anspannen wahrzunehmen … (zu »lokalisieren«)?
- Zwischen den Brauen (Verdickungen, »Furchen«).
- (Indem die Brauen langsam zurückgehen): Anspannen löst
sich (allmählich); Kraft wird aufgehoben (mühelos): die Verdickungen, »Furchen« verschwinden.

Das Entspannen wird so beachtet, wie es sich anfühlt; und auch,
dass es sich ausbreiten will.

Tip

Wenn die Übung jetzt weiter abgerundet wird, folgen noch
Zurückkommen und Innehalten – sonst erst nach 1- bis
2-maligem Wiederholen oder nach Üben von insgesamt 2–3
Schritten (wobei Wiederholungen oder weitere Schritte jeweils nach einer kleinen Pause angefügt werden).

- Zurückkommen (»Zurücknehmen«) geschieht zunächst
durch »Erden«. Verbunden mit einer kleinen Körperreise,
wird nach unten nachgespürt: Kopf – Schultern – oberer
Rücken/Lehne, unterer Rücken – Bauch – Gesäß/Sitzfläche
– Beine – Füße – Boden; dann wird zurückgezählt, von 5–0,
und anschließend macht auch (kraftvolles) Räkeln und Strecken wacher.

— Innehalten als Feedback für sich selbst (maximal ca. 3 Minuten, weiter im Sitzen; evtl. werden **Ein**drücke notiert, **aus**gedrückt).

So wird etwas nachgeruht, um nachwirken zu lassen, weiter zu verarbeiten.

▪▪ 3. Schritt

— »Ankommen«, einige (2–3) Minuten – und ausgeruht in die Übung gehen: Im Sitzen wird eine bequeme Haltung gesucht, dem Stuhl nachgespürt (Sitzfläche, Lehnen) und seinem sicheren Stand auf dem festen Boden, den die Fußsohlen spüren; die Augen schließen sich, sie können sich jederzeit wieder öffnen … (auch möglich mit von Anfang an offenen Augen).

— Stirn, Brauen entspannen behutsam (von sich aus, ohne vorher anzuspannen). Weitergehendes Entspannen wird zugelassen.

Das Entspannen wird so beachtet, wie es sich anfühlt; auch wird beachtet, dass es sich ausbreiten will.

Tip		
Wenn die Übung jetzt weiter abgerundet wird, folgen noch Zurückkommen und Innehalten – sonst erst nach 1- bis 2-maligem Wiederholen oder nach Üben von insgesamt 2–3 Schritten (wobei Wiederholungen oder weitere Schritte jeweils nach einer kleinen Pause angefügt werden).		

— Zurückkommen (»Zurücknehmen«) geschieht zunächst durch »Erden«. Verbunden mit einer kleinen Körperreise wird nach unten nachgespürt: Kopf – Schultern – oberer Rücken/Lehne, unterer Rücken – Bauch – Gesäß/Sitzfläche – Beine – Füße – Boden; dann wird zurückgezählt, von 5–0, und anschließend macht auch (kraftvolles) Räkeln und Strecken wacher.

— Innehalten als Feedback für sich selbst (maximal ca. 3 Minuten, weiter im Sitzen; evtl. werden **Ein**drücke notiert, **aus**gedrückt).

So wird etwas nachgeruht, um nachwirken zu lassen, weiter zu verarbeiten.

■■ **4. Schritt**

— »Ankommen«, einige (3–5) Minuten – und ausgeruht in die
Übung gehen: Im Sitzen wird eine bequeme Haltung gesucht,
dem Stuhl nachgespürt (Sitzfläche, Lehnen) und seinem
sicheren Stand auf dem festen Boden, den die Fußsohlen
spüren; die Augen schließen sich, sie können sich jederzeit
wieder öffnen …

— Augen und Augenlider werden fest geschlossen (behutsam![1]).

— Wo ist Anspannen wahrzunehmen?

— In den Lidern und rings um die Augen (vorn).[2]

— Anspannen löst sich (allmählich bis zügig); Kraft wird aufgehoben (mühelos). Wenn Entspannen wirklich »bis Null«[3]
geht, dann wird nicht einmal mehr geblinzelt.

Das Entspannen wird so beachtet, wie es sich anfühlt; auch wird
beachtet, dass es sich ausbreiten will.

> **Tip**
>
> Wenn die Übung jetzt weiter abgerundet wird, folgen noch
> Zurückkommen und Innehalten – sonst erst nach 1- bis
> 2-maligem Wiederholen oder nach Üben von insgesamt 2–3
> Schritten (wobei Wiederholungen oder weitere Schritte je-
> weils nach einer kleinen Pause angefügt werden).

— Zurückkommen (»Zurücknehmen«) geschieht zunächst
durch »Erden«. Verbunden mit einer kleinen Körperreise
wird nach unten nachgespürt: Kopf – Schultern – oberer
Rücken/Lehne, unterer Rücken – Bauch – Gesäß/Sitzfläche
– Beine – Füße – Boden; dann wird zurückgezählt, von 5–0,
und anschließend macht auch (kraftvolles) Räkeln und Strecken wacher.

— Innehalten als Feedback für sich selbst (maximal ca. 3 Minuten, weiter im Sitzen; evtl. werden **Ein**drücke notiert, **aus**gedrückt).

So wird etwas nachgeruht, um nachwirken zu lassen, weiter zu
verarbeiten.

■■ **5. Schritt**

— »Ankommen«, einige (3–5) Minuten – und ausgeruht in die
Übung gehen: Im Sitzen wird eine bequeme Haltung gesucht,
dem Stuhl nachgespürt (Sitzfläche, Lehnen) und seinem
sicheren Stand auf dem festen Boden, den die Fußsohlen

2

spüren; die Augen schließen sich, sie können sich jederzeit wieder öffnen …

— Augen blicken nach links (mit geschlossenen Augen/-lidern; mit offenen Augen kann ebenfalls geübt werden – auch im Folgenden).[1]
— Wo ist Anspannen?
— Um die Augen.[2]
— Anspannen löst sich (allmählich); Augen-Kraft wird aufgehoben, mühelos; d. h. dass kein Kraftaufwand nötig ist, um die Augen zurückzubringen; denn, während des (allmählichen) Entspannens dürfte man sich nicht darum kümmern, mit dem Blick irgendwohin zu schweifen, nicht einmal (genau) geradeaus (nicht starr).[3]

Das Entspannen wird so beachtet, wie es sich anfühlt; auch wird beachtet, dass es sich ausbreiten will.

Tip

Wenn die Übung jetzt weiter abgerundet wird, folgen noch Zurückkommen und Innehalten – sonst erst nach 1- bis 2-maligem Wiederholen oder nach Üben von insgesamt 2–3 Schritten (wobei Wiederholungen oder weitere Schritte jeweils nach einer kleinen Pause angefügt werden).

— Zurückkommen (»Zurücknehmen«) geschieht zunächst durch »Erden«. Verbunden mit einer kleinen Körperreise wird nach unten nachgespürt: Kopf – Schultern – oberer Rücken/Lehne, unterer Rücken – Bauch – Gesäß/Sitzfläche – Beine – Füße – Boden; dann wird zurückgezählt, von 5–0, und anschließend macht auch (kraftvolles) Räkeln und Strecken wacher.
— Innehalten als Feedback für sich selbst (maximal ca. 3 Minuten, weiter im Sitzen; evtl. werden Eindrücke notiert, **aus**gedrückt).

So wird etwas nachgeruht, um nachwirken zu lassen, weiter zu verarbeiten.

▪▪ **6. Schritt**
— »Ankommen«, einige (2–3) Minuten – und ausgeruht in die Übung gehen: Im Sitzen wird eine bequeme Haltung gesucht, dem Stuhl nachgespürt (Sitzfläche, Lehnen) und seinem sicheren Stand auf dem festen Boden, den die Fußsohlen

spüren; die Augen schließen sich, sie können sich jederzeit wieder öffnen …

— Augen/-lider entspannen behutsam (von sich aus, ohne vorher anzuspannen). Weitergehendes Entspannen wird zugelassen.

— Wenn die Augen in Richtung Nullspannung entspannen, ist zu bemerken, dass visuelle Vorstellungen aufgehoben werden. Es wird nicht reflektiert (angestrengt nachgedacht, o. ä.).[1]

Das Entspannen wird so beachtet, wie es sich anfühlt; auch wird beachtet, dass es sich ausbreiten will.

> **Tip**
>
> Wenn die Übung jetzt weiter abgerundet wird, folgen noch Zurückkommen und Innehalten – sonst erst nach 1- bis 2-maligem Wiederholen oder nach Üben von insgesamt 2–3 Schritten (wobei Wiederholungen oder weitere Schritte jeweils nach einer kleinen Pause angefügt werden).

— Zurückkommen (»Zurücknehmen«) geschieht zunächst durch »Erden«. Verbunden mit einer kleinen Körperreise wird nach unten nachgespürt: Kopf – Schultern – oberer Rücken/Lehne, unterer Rücken – Bauch – Gesäß/Sitzfläche – Beine – Füße – Boden; dann wird zurückgezählt, von 5–0, und anschließend macht auch (kraftvolles) Räkeln und Strecken wacher.

— Innehalten als Feedback für sich selbst (maximal ca. 3 Minuten, weiter im Sitzen; evtl. werden **Ein**drücke notiert, **aus**gedrückt).

So wird etwas nachgeruht, um nachwirken zu lassen, weiter zu verarbeiten.

■■   **7. Schritt**

— »Ankommen«, einige (3–5) Minuten – und ausgeruht in die Übung gehen: Im Sitzen wird eine bequeme Haltung gesucht, dem Stuhl nachgespürt (Sitzfläche, Lehnen) und seinem sicheren Stand auf dem festen Boden, den die Fußsohlen spüren; die Augen schließen sich, sie können sich jederzeit wieder öffnen …

— Augen blicken nach rechts (mit geschlossenen Augen/-lidern; mit offenen Augen kann ebenfalls geübt werden – auch im Folgenden).

— Wo ist Anspannen?

— Um die Augen (evtl. auch tiefer).

— Anspannen löst sich (allmählich); Augen-Kraft wird aufgehoben, mühelos; d. h. dass kein Kraftaufwand nötig ist, um die Augen zurück zu bringen (Ausgangsstellung).[1]

Das Entspannen wird so beachtet, wie es sich anfühlt; auch wird beachtet, dass es sich ausbreiten will.

Tip

Wenn die Übung jetzt weiter abgerundet wird, folgen noch Zurückkommen und Innehalten – sonst erst nach 1- bis 2-maligem Wiederholen oder nach Üben von insgesamt 2–3 Schritten (wobei Wiederholungen oder weitere Schritte jeweils nach einer kleinen Pause angefügt werden).

— Zurückkommen (»Zurücknehmen«) geschieht zunächst durch »Erden«. Verbunden mit einer kleinen Körperreise wird nach unten nachgespürt: Kopf – Schultern – oberer Rücken/Lehne, unterer Rücken – Bauch – Gesäß/Sitzfläche – Beine – Füße – Boden; dann wird zurückgezählt, von 5–0, und anschließend macht auch (kraftvolles) Räkeln und Strecken wacher.

— Innehalten als Feedback für sich selbst (maximal ca. 3 Minuten, weiter im Sitzen; evtl. werden **Ein**drücke notiert, **aus**gedrückt).

So wird etwas nachgeruht, um nachwirken zu lassen, weiter zu verarbeiten.

■■   8. Schritt

— »Ankommen«, einige (3–5) Minuten – und ausgeruht in die Übung gehen: Im Sitzen wird eine bequeme Haltung gesucht, dem Stuhl nachgespürt (Sitzfläche, Lehnen) und seinem sicheren Stand auf dem festen Boden, den die Fußsohlen spüren; die Augen schließen sich, sie können sich jederzeit wieder öffnen …

— Augen blicken nach oben (mit geschlossenen Augen/-lidern; mit offenen Augen ebenfalls möglich).

— Wo ist Anspannen?

— Um die Augen (evtl. auch tiefer).

— Anspannen löst sich (allmählich); Augen-Kraft wird aufgehoben, mühelos; d .h. dass kein Kraftaufwand nötig ist, um die Augen zurück zu bringen (Ausgangsstellung).

Das Entspannen wird so beachtet, wie es sich anfühlt; und auch, dass es sich ausbreiten will.

> **Tip**
>
> Wenn die Übung jetzt weiter abgerundet wird, folgen noch Zurückkommen und Innehalten – sonst erst nach 1- bis 2-maligem Wiederholen oder nach Üben von insgesamt 2–3 Schritten (wobei Wiederholungen oder weitere Schritte jeweils nach einer kleinen Pause angefügt werden).

- Zurückkommen (»Zurücknehmen«) geschieht zunächst durch »Erden«. Verbunden mit einer kleinen Körperreise wird nach unten nachgespürt: Kopf – Schultern – oberer Rücken/Lehne, unterer Rücken – Bauch – Gesäß/Sitzfläche – Beine – Füße – Boden; dann wird zurückgezählt, von 5–0, und anschließend macht auch (kraftvolles) Räkeln und Strecken wacher.
- Innehalten als Feedback für sich selbst (maximal ca. 3 Minuten, weiter im Sitzen; evtl. werden **Ein**drücke notiert, **aus**gedrückt).

So wird etwas nachgeruht, um nachwirken zu lassen, weiter zu verarbeiten.

■ ■ 9. Schritt
- »Ankommen«, einige (2–3) Minuten – und ausgeruht in die Übung gehen: Im Sitzen wird eine bequeme Haltung gesucht, dem Stuhl nachgespürt (Sitzfläche, Lehnen) und seinem sicheren Stand auf dem festen Boden, den die Fußsohlen spüren; die Augen schließen sich, sie können sich jederzeit wieder öffnen …
- Augen/-lider entspannen behutsam (von sich aus, ohne vorher anzuspannen). Weitergehendes Entspannen wird zugelassen.

Das Entspannen wird so beachtet, wie es sich anfühlt; auch wird beachtet, dass es sich ausbreiten will.

> **Tip**
>
> Wenn die Übung jetzt weiter abgerundet wird, folgen noch Zurückkommen und Innehalten – sonst erst nach 1- bis 2-maligem Wiederholen oder nach Üben von insgesamt 2–3 Schritten (wobei Wiederholungen oder weitere Schritte jeweils nach einer kleinen Pause angefügt werden).

2

- Zurückkommen (»Zurücknehmen«) geschieht zunächst durch »Erden«. Verbunden mit einer kleinen Körperreise, wird nach unten nachgespürt: Kopf – Schultern – oberer Rücken/Lehne, unterer Rücken – Bauch – Gesäß/Sitzfläche – Beine – Füße – Boden; dann wird zurückgezählt, von 5–0, und anschließend macht auch (kraftvolles) Räkeln und Strecken wacher.
- Innehalten als Feedback für sich selbst (maximal ca. 3 Minuten, weiter im Sitzen; evtl. werden **Ein**drücke notiert, **aus**gedrückt).

So wird etwas nachgeruht, um nachwirken zu lassen, weiter zu verarbeiten.

▪▪ 10. Schritt
- »Ankommen«, einige (3–5) Minuten – und ausgeruht in die Übung gehen: Im Sitzen wird eine bequeme Haltung gesucht, dem Stuhl nachgespürt (Sitzfläche, Lehnen) und seinem sicheren Stand auf dem festen Boden, den die Fußsohlen spüren; die Augen schließen sich, sie können sich jederzeit wieder öffnen …
- Augen blicken nach unten (mit geschlossenen Augen/-lidern; mit offenen Augen ebenfalls möglich).
- Wo ist Anspannen?
- Um die Augen (evtl. auch tiefer).
- Anspannen löst sich (allmählich); Augen-Kraft wird aufgehoben, mühelos; d. h. dass kein Kraftaufwand nötig ist, um die Augen zurück zu bringen (Ausgangsstellung).

Das Entspannen wird so beachtet, wie es sich anfühlt; auch wird beachtet, dass es sich ausbreiten will.

> **Tip**
>
> Wenn die Übung jetzt weiter abgerundet wird, folgen noch Zurückkommen und Innehalten – sonst erst nach 1- bis 2-maligem Wiederholen oder nach Üben von insgesamt 2–3 Schritten (wobei Wiederholungen oder weitere Schritte jeweils nach einer kleinen Pause angefügt werden).

- Zurückkommen (»Zurücknehmen«) geschieht zunächst durch »Erden«. Verbunden mit einer kleinen Körperreise wird nach unten nachgespürt: Kopf – Schultern – oberer Rücken/Lehne, unterer Rücken – Bauch – Gesäß/Sitzfläche

2.5 · 5. Schrittfolge (12 Schritte): Anwendung auf den Augenbereich ...

49   **2**

– Beine – Füße – Boden; dann wird zurückgezählt, von 5–0, und anschließend macht auch (kraftvolles) Räkeln und Strecken wacher.
- Innehalten als Feedback für sich selbst (maximal ca. 3 Minuten, weiter im Sitzen; evtl. werden **Ein**drücke notiert, **aus**gedrückt).

So wird etwas nachgeruht, um nachwirken zu lassen, weiter zu verarbeiten.

■■ **11. Schritt**
- »Ankommen«, einige (3–5) Minuten – und ausgeruht in die Übung gehen: Im Sitzen wird eine bequeme Haltung gesucht, dem Stuhl nachgespürt (Sitzfläche, Lehnen) und seinem sicheren Stand auf dem festen Boden, den die Fußsohlen spüren; die Augen schließen sich, sie können sich jederzeit wieder öffnen ...
- Augen blicken nach vorn (leicht angespannt[1]); mit geschlossenen Augen/-lidern; auch mit offenen Augen möglich).
- Wo ist Anspannen?
- Um die Augen (evtl. auch tiefer).
- Anspannen löst sich (allmählich); Augen-Kraft wird aufgehoben, mühelos.

Das Entspannen wird so beachtet, wie es sich anfühlt; auch wird beachtet, dass es sich ausbreiten will.

> **Tip**
>
> Wenn die Übung jetzt weiter abgerundet wird, folgen noch Zurückkommen und Innehalten – sonst erst nach 1- bis 2-maligem Wiederholen oder nach Üben von insgesamt 2–3 Schritten (wobei Wiederholungen oder weitere Schritte jeweils nach einer kleinen Pause angefügt werden).

- Zurückkommen (»Zurücknehmen«) geschieht zunächst durch »Erden«. Verbunden mit einer kleinen Körperreise wird nach unten nachgespürt: Kopf – Schultern – oberer Rücken/Lehne, unterer Rücken – Bauch – Gesäß/Sitzfläche – Beine – Füße – Boden; dann wird zurückgezählt, von 5–0, und anschließend macht auch (kraftvolles) Räkeln und Strecken wacher.

— Innehalten als Feedback für sich selbst (maximal ca. 3 Minuten, weiter im Sitzen; evtl. werden **Ein**drücke notiert, **aus**gedrückt).

So wird etwas nachgeruht, um nachwirken zu lassen, weiter zu verarbeiten.

▪▪ 12. Schritt

— »Ankommen«, einige (2–3) Minuten – und ausgeruht in die Übung gehen: Im Sitzen wird eine bequeme Haltung gesucht, dem Stuhl nachgespürt (Sitzfläche, Lehnen) und seinem sicheren Stand auf dem festen Boden, den die Fußsohlen spüren; die Augen schließen sich, sie können sich jederzeit wieder öffnen …

— Augen/-lider entspannen behutsam (von sich aus, ohne vorher anzuspannen). Weitergehendes Entspannen wird zugelassen.

Das Entspannen wird so beachtet, wie es sich anfühlt; auch wird beachtet, dass es sich ausbreiten will.

Tip

Da die Schrittfolge mit dieser Übung jetzt weiter abgerundet wird, folgen noch Zurückkommen und Innehalten – wenn es nicht zu viel wird, erst nach 1- bis 2-maligem Wiederholen dieses Schritts – wobei die Wiederholungen wieder jeweils nach einer kleinen Pause kommen:

— Zurückkommen (»Zurücknehmen«) geschieht zunächst durch »Erden«. Verbunden mit einer kleinen Körperreise wird nach unten nachgespürt: Kopf – Schultern – oberer Rücken/Lehne, unterer Rücken – Bauch – Gesäß/Sitzfläche – Beine – Füße – Boden; dann wird zurückgezählt, von 5–0, und anschließend macht auch (kraftvolles) Räkeln und Strecken wacher.

— Innehalten als Feedback für sich selbst (maximal ca. 3 Minuten, weiter im Sitzen; evtl. werden **Ein**drücke notiert, **aus**gedrückt).

So wird etwas nachgeruht, um nachwirken zu lassen, weiter zu verarbeiten.

2.6   6. Schrittfolge (9 Schritte): Anwendung auf Visualisierung/visuelle Vorstellungen[1])

Übersicht: 6. Schrittfolge

Für das Üben im Sitzen. (Für die anderen Haltungen sind die Beschreibungen identisch.)

Beachtet wird das **Anspannen** (außer beim Entspannen: 3., 6. und 9. Schritt), danach wird jeweils das **Entspannen** beachtet:

Bei diesen »Vorstellungen« wird eher mit geschlossenen Augen geübt. Nach wie vor können sich diese natürlich jederzeit wieder öffnen.

In den Pausen zwischen den Schritten werden die Augen (weiter) ausgeruht, einige Minuten lang.

1. Schritt: Vorstellen[1]) (Imaginieren vor dem geistigen Auge): Ein Stift, hin und her bewegt, zurück und nach vorne; dann sehr langsam; Stillstand; sehr schnell.
2. Schritt: Vorstellen: Rakete, die startet; ein Zug, der schnell vorüberfährt; ein Mensch, der vorübergeht.
3. Schritt: Entspannen wird zugelassen (Augen/-lider).
4. Schritt: Vorstellen: Vogel fliegt von Baum zu Baum; still sitzender Vogel.
5. Schritt: Vorstellen: Ball rollt über den Boden; ruhender Ball; Eiffelturm.
6. Schritt: Entspannen wird zugelassen (Augen/-lider).
7. Schritt: Vorstellen: Kaninchen, Weg entlang; Stecknadelkopf.
8. Schritt: Vorstellen: Präsident der USA (bekannte Person).
9. Schritt: Entspannen wird zugelassen (Augen/-lider).

■ Durchführung 6. Schrittfolge

■■ 1. Schritt

– »Ankommen«, einige (3–5) Minuten – und ausgeruht in die Übung gehen: Im Sitzen wird eine bequeme Haltung gesucht, dem Stuhl nachgespürt (Sitzfläche, Lehnen) und seinem sicheren Stand auf dem festen Boden, den die Fußsohlen spüren; die Augen schließen sich, sie können sich jederzeit wieder öffnen …

– Ein Stift wird vorgestellt, vor dem (geistigen) Auge, der sich (auf Papier o. ä.) hin und her bewegt, zurück und nach vorne.

– Er bewegt sich dann sehr langsam.

– Er kommt zum Stillstand.

- Er bewegt sich sehr schnell.[1]
- Wo ist Anspannen?
- Von den Augen ausgehend.
- Anspannen löst sich (allmählich); Augen-Kraft wird aufgehoben, mühelos.*

Das Entspannen wird so beachtet, wie es sich anfühlt; und auch, dass es sich ausbreiten will.

> **Tip**
>
> Wenn die Übung jetzt weiter abgerundet wird, folgen noch Zurückkommen und Innehalten – sonst erst nach 1- bis 2-maligem Wiederholen oder nach Üben von insgesamt 2–3 Schritten (wobei Wiederholungen oder weitere Schritte jeweils nach einer kleinen Pause angefügt werden).

- Zurückkommen (»Zurücknehmen«) geschieht zunächst durch »Erden«. Verbunden mit einer kleinen Körperreise wird nach unten nachgespürt: Kopf – Schultern – oberer Rücken/Lehne, unterer Rücken – Bauch – Gesäß/Sitzfläche – Beine – Füße – Boden; dann wird zurückgezählt, von 5–0, und anschließend macht auch (kraftvolles) Räkeln und Strecken wacher.
- Innehalten als Feedback für sich selbst (maximal ca. 3 Minuten, weiter im Sitzen; evtl. werden **Ein**drücke notiert, **aus**gedrückt).

So wird etwas nachgeruht, um nachwirken zu lassen, weiter zu verarbeiten.

ℹ️ * Ergänzung: Die Augen bewegen sich erneut in keine bestimmte Richtung (auch nicht bewusst nach vorn/geradeaus), sie werden aber auch nicht angestrengt ruhig gehalten.[2]

⊗ **Auch bei den nächsten Schritten wird das An- und Entspannen von den Augen aus beachtet.**

■ ■ **2. Schritt**
- »Ankommen«, einige (3–5) Minuten – und ausgeruht in die Übung gehen: Im Sitzen wird eine bequeme Haltung gesucht, dem Stuhl nachgespürt (Sitzfläche, Lehnen) und seinem sicheren Stand auf dem festen Boden, den die Fußsohlen spüren; die Augen schließen sich, sie können sich jederzeit wieder öffnen …

- Eine Rakete wird vorgestellt, die startet.
- Ein Zug wird vorgestellt, der schnell vorüber fährt.
- Ein Mensch wird vorgestellt, der vorüber geht.
- Anspannen löst sich (allmählich); Augen-Kraft wird aufgehoben, mühelos. Das Entspannen wird so beachtet, wie es sich anfühlt; und auch, dass es sich ausbreiten will.

Tip

Wenn die Übung jetzt weiter abgerundet wird, folgen noch Zurückkommen und Innehalten – sonst erst nach 1- bis 2-maligem Wiederholen oder nach Üben von insgesamt 2–3 Schritten (wobei Wiederholungen oder weitere Schritte jeweils nach einer kleinen Pause angefügt werden).

- Zurückkommen (»Zurücknehmen«) geschieht zunächst durch »Erden«. Verbunden mit einer kleinen Körperreise wird nach unten nachgespürt: Kopf – Schultern – oberer Rücken/Lehne, unterer Rücken – Bauch – Gesäß/Sitzfläche – Beine – Füße – Boden; dann wird zurückgezählt, von 5–0, und anschließend macht auch (kraftvolles) Räkeln und Strecken wacher.
- Innehalten als Feedback für sich selbst (maximal ca. 3 Minuten, weiter im Sitzen; evtl. werden **Ein**drücke notiert, **aus**gedrückt).

So wird etwas nachgeruht, um nachwirken zu lassen, weiter zu verarbeiten.

■■ 3. Schritt

- »Ankommen«, einige (2–3) Minuten – und ausgeruht in die Übung gehen: Im Sitzen wird eine bequeme Haltung gesucht, dem Stuhl nachgespürt (Sitzfläche, Lehnen) und seinem sicheren Stand auf dem festen Boden, den die Fußsohlen spüren; die Augen schließen sich, sie können sich jederzeit wieder öffnen …
- Augen entspannen behutsam (von sich aus, ohne vorher anzuspannen). Weitergehendes Entspannen wird zugelassen. Die Augen bewegen sich in keine bestimmte Richtung (auch nicht bewusst nach vorn/geradeaus), sie werden aber auch nicht angestrengt ruhig gehalten.*

ⓘ * ▶ Kap. 3: Zur ▶ 5. Schrittfolge (Augen etc.), 5. Schritt, Anmerkung.

Das Entspannen wird so beachtet, wie es sich anfühlt; auch wird beachtet, dass es sich ausbreiten will.

> **Tip**
>
> Wenn die Übung jetzt weiter abgerundet wird, folgen noch Zurückkommen und Innehalten – sonst erst nach 1- bis 2-maligem Wiederholen oder nach Üben von insgesamt 2–3 Schritten (wobei Wiederholungen oder weitere Schritte jeweils nach einer kleinen Pause angefügt werden).

— Zurückkommen (»Zurücknehmen«) geschieht zunächst durch »Erden«. Verbunden mit einer kleinen Körperreise wird nach unten nachgespürt: Kopf – Schultern – oberer Rücken/Lehne, unterer Rücken – Bauch – Gesäß/Sitzfläche – Beine – Füße – Boden; dann wird zurückgezählt, von 5–0, und anschließend macht auch (kraftvolles) Räkeln und Strecken wacher.
— Innehalten als Feedback für sich selbst (maximal ca. 3 Minuten, weiter im Sitzen; evtl. werden **Ein**drücke notiert, **aus**gedrückt).

So wird etwas nachgeruht, um nachwirken zu lassen, weiter zu verarbeiten.

■■ **4. Schritt**
— »Ankommen«, einige (3–5) Minuten – und ausgeruht in die Übung gehen: Im Sitzen wird eine bequeme Haltung gesucht, dem Stuhl nachgespürt (Sitzfläche, Lehnen) und seinem sicheren Stand auf dem festen Boden, den die Fußsohlen spüren; die Augen schließen sich, sie können sich jederzeit wieder öffnen …
— Ein Vogel wird vorgestellt, der von Baum zu Baum fliegt.
— Ein still sitzender Vogel wird vorgestellt.*
— Anspannen löst sich (allmählich); Augen-Kraft wird aufgehoben, mühelos. Das Entspannen wird so beachtet, wie es sich anfühlt; auch wird beachtet, dass es sich ausbreiten will.

> **Tip**
>
> Wenn die Übung jetzt weiter abgerundet wird, folgen noch Zurückkommen und Innehalten – sonst erst nach 1- bis 2-maligem Wiederholen oder nach Üben von insgesamt 2–3 Schritten (wobei Wiederholungen oder weitere Schritte jeweils nach einer kleinen Pause angefügt werden).

- Zurückkommen (»Zurücknehmen«) geschieht zunächst durch »Erden«. Verbunden mit einer kleinen Körperreise wird nach unten nachgespürt: Kopf – Schultern – oberer Rücken/Lehne, unterer Rücken – Bauch – Gesäß/Sitzfläche – Beine – Füße – Boden; dann wird zurückgezählt, von 5–0, und anschließend macht auch (kraftvolles) Räkeln und Strecken wacher.
- Innehalten als Feedback für sich selbst (maximal ca. 3 Minuten, weiter im Sitzen; evtl. werden **Ein**drücke notiert, **aus**gedrückt).

So wird etwas nachgeruht, um nachwirken zu lassen, weiter zu verarbeiten.

🛈 * Die Bewegung (fliegender Vogel) kann wieder verlangsamt werden bis zum Stillstand (sitzender Vogel).

▪▪ 5. Schritt

- »Ankommen«, einige (3–5) Minuten – und ausgeruht in die Übung gehen: Im Sitzen wird eine bequeme Haltung gesucht, dem Stuhl nachgespürt (Sitzfläche, Lehnen) und seinem sicheren Stand auf dem festen Boden, den die Fußsohlen spüren; die Augen schließen sich, sie können sich jederzeit wieder öffnen …
- Ein Ball wird vorgestellt, der über den Boden rollt.
- Ein ruhender Ball wird vorgestellt.*
- Der Eiffelturm wird vorgestellt.**
- Anspannen löst sich (allmählich); Augen-Kraft wird aufgehoben, mühelos. Das Entspannen wird so beachtet, wie es sich anfühlt; und auch, dass es sich ausbreiten will.

Tip
Wenn die Übung jetzt weiter abgerundet wird, folgen noch Zurückkommen und Innehalten – sonst erst nach 1- bis 2-maligem Wiederholen oder nach Üben von insgesamt 2–3 Schritten (wobei Wiederholungen oder weitere Schritte jeweils nach einer kleinen Pause angefügt werden).

- Zurückkommen (»Zurücknehmen«) geschieht zunächst durch »Erden«. Verbunden mit einer kleinen Körperreise wird nach unten nachgespürt: Kopf – Schultern – oberer Rücken/Lehne, unterer Rücken – Bauch – Gesäß/Sitzfläche – Beine – Füße – Boden; dann wird zurückgezählt, von 5–0,

2

und anschließend macht auch (kraftvolles) Räkeln und Strecken wacher.

  — Innehalten als Feedback für sich selbst (maximal ca. 3 Minuten, weiter im Sitzen; evtl. werden **Ein**drücke notiert, **aus**gedrückt).

So wird etwas nachgeruht, um nachwirken zu lassen, weiter zu verarbeiten.

🛈 * Die Bewegung (rollender Ball) kann wieder verlangsamt werden bis zum Stillstand (ruhender Ball).

  ** Möglichst aus der Nähe, damit die nach oben wandernden Augen reichlich zu tun haben; so sollte es etwas wie ein hohes Gebäude sein, günstig ist also ein Turm (bzw. ein Hochhaus).[1]

■ ■ 6. Schritt

  — »Ankommen«, einige (2–3) Minuten – und ausgeruht in die Übung gehen: Im Sitzen wird eine bequeme Haltung gesucht, dem Stuhl nachgespürt (Sitzfläche, Lehnen) und seinem sicheren Stand auf dem festen Boden, den die Fußsohlen spüren; die Augen schließen sich, sie können sich jederzeit wieder öffnen …

  — Augen entspannen behutsam (von sich aus, ohne vorher anzuspannen). Weitergehendes Entspannen wird zugelassen. Die Augen bewegen sich in keine bestimmte Richtung (auch nicht bewusst nach vorn/geradeaus), sie werden aber auch nicht angestrengt ruhig gehalten.

Das Entspannen wird so beachtet, wie es sich anfühlt; auch wird beachtet, dass es sich ausbreiten will.

Tip
Wenn die Übung jetzt weiter abgerundet wird, folgen noch Zurückkommen und Innehalten – sonst erst nach 1- bis 2-maligem Wiederholen oder nach Üben von insgesamt 2–3 Schritten (wobei Wiederholungen oder weitere Schritte jeweils nach einer kleinen Pause angefügt werden).

  — Zurückkommen (»Zurücknehmen«) geschieht zunächst durch »Erden«. Verbunden mit einer kleinen Körperreise wird nach unten nachgespürt: Kopf – Schultern – oberer Rücken/Lehne, unterer Rücken – Bauch – Gesäß/Sitzfläche – Beine – Füße –

Boden; dann wird zurückgezählt, von 5–0, und anschließend macht auch (kraftvolles) Räkeln und Strecken wacher.

— Innehalten als Feedback für sich selbst (maximal ca. 3 Minuten, weiter im Sitzen; evtl. werden **Ein**drücke notiert, **aus**gedrückt).

So wird etwas nachgeruht, um nachwirken zu lassen, weiter zu verarbeiten.

▪▪ 7. Schritt

— »Ankommen«, einige (3–5) Minuten – und ausgeruht in die Übung gehen: Im Sitzen wird eine bequeme Haltung gesucht, dem Stuhl nachgespürt (Sitzfläche, Lehnen) und seinem sicheren Stand auf dem festen Boden, den die Fußsohlen spüren; die Augen schließen sich, sie können sich jederzeit wieder öffnen …

— Ein Kaninchen wird vorgestellt, einen Weg entlang. (Es schlägt auch Haken).

— Der Kopf einer Stecknadel wird vorgestellt.[1]

— Anspannen löst sich (allmählich); Augen-Kraft wird aufgehoben, mühelos. Das Entspannen wird so beachtet, wie es sich anfühlt; und auch, dass es sich ausbreiten will.

Tip

Wenn die Übung jetzt weiter abgerundet wird, folgen noch Zurückkommen und Innehalten – sonst erst nach 1- bis 2-maligem Wiederholen oder nach Üben von insgesamt 2–3 Schritten (wobei Wiederholungen oder weitere Schritte jeweils nach einer kleinen Pause angefügt werden).

— Zurückkommen (»Zurücknehmen«) geschieht zunächst durch »Erden«. Verbunden mit einer kleinen Körperreise wird nach unten nachgespürt: Kopf – Schultern – oberer Rücken/Lehne, unterer Rücken – Bauch – Gesäß/Sitzfläche – Beine – Füße – Boden; dann wird zurückgezählt, von 5 bis Null, und anschließend macht auch (kraftvolles) Räkeln und Strecken wacher.

— Innehalten als Feedback für sich selbst (maximal ca. 3 Minuten, weiter im Sitzen; evtl. werden **Ein**drücke notiert, **aus**gedrückt).

So wird etwas nachgeruht, um nachwirken zu lassen, weiter zu verarbeiten.

2

■■   **8. Schritt**

— »Ankommen«, einige (3–5) Minuten – und ausgeruht in die Übung gehen: Im Sitzen wird eine bequeme Haltung gesucht, dem Stuhl nachgespürt (Sitzfläche, Lehnen) und seinem sicheren Stand auf dem festen Boden, den die Fußsohlen spüren; die Augen schließen sich, sie können sich jederzeit wieder öffnen …

— Der Präsident (der USA etc.) wird vorgestellt – oder eine andere bekannte Person.

— Anspannen löst sich (allmählich); Augen-Kraft wird aufgehoben, mühelos. Das Entspannen wird so beachtet, wie es sich anfühlt; und auch, dass es sich ausbreiten will.

> **Tip**
>
> Wenn die Übung jetzt weiter abgerundet wird, folgen noch Zurückkommen und Innehalten – sonst erst nach 1- bis 2-maligem Wiederholen oder nach Üben von insgesamt 2–3 Schritten (wobei Wiederholungen oder weitere Schritte jeweils nach einer kleinen Pause angefügt werden).

— Zurückkommen (»Zurücknehmen«) geschieht zunächst durch »Erden«. Verbunden mit einer kleinen Körperreise wird nach unten nachgespürt: Kopf – Schultern – oberer Rücken/Lehne, unterer Rücken – Bauch – Gesäß/Sitzfläche – Beine – Füße – Boden; dann wird zurückgezählt, von 5–0, und anschließend macht auch (kraftvolles) Räkeln und Strecken wacher.

— Innehalten als Feedback für sich selbst (maximal ca. 3 Minuten, weiter im Sitzen; evtl. werden **Ein**drücke notiert, **aus**gedrückt).

So wird etwas nachgeruht, um nachwirken zu lassen, weiter zu verarbeiten.

■■   **9. Schritt**

— »Ankommen«, einige (2–3) Minuten – und ausgeruht in die Übung gehen: Im Sitzen wird eine bequeme Haltung gesucht, dem Stuhl nachgespürt (Sitzfläche, Lehnen) und seinem sicheren Stand auf dem festen Boden, den die Fußsohlen spüren; die Augen schließen sich, sie können sich jederzeit wieder öffnen …

— Augen entspannen behutsam (von sich aus, ohne vorher anzuspannen). Weitergehendes Entspannen wird zugelassen.

Die Augen bewegen sich in keine bestimmte Richtung (auch nicht bewusst nach vorn/geradeaus), sie werden aber auch nicht angestrengt ruhig gehalten.

- Anspannen löst sich (allmählich); Augen-Kraft wird aufgehoben, mühelos. Das Entspannen wird so beachtet, wie es sich anfühlt; und auch, dass es sich ausbreiten will.

> **Tip**
>
> Da die Schrittfolge mit dieser Übung jetzt weiter abgerundet wird, folgen noch Zurückkommen und Innehalten – wenn es nicht zu viel wird, erst nach 1- bis 2-maligem Wiederholen dieses Schritts (wobei die Wiederholungen wieder jeweils nach einer kleinen Pause kommen).

- Zurückkommen (»Zurücknehmen«) geschieht zunächst durch »Erden«: Verbunden mit einer kleinen Körperreise wird nach unten nachgespürt: Kopf – Schultern – oberer Rücken/Lehne, unterer Rücken – Bauch – Gesäß/Sitzfläche – Beine – Füße – Boden; dann wird zurückgezählt, von 5–0, und anschließend macht auch (kraftvolles) Räkeln und Strecken wacher.
- Innehalten als Feedback für sich selbst (maximal ca. 3 Minuten, weiter im Sitzen; evtl. werden **Ein**drücke notiert, **aus**gedrückt).

So wird etwas nachgeruht, um nachwirken zu lassen, weiter zu verarbeiten.

2.7 Im Alltag: Nachwirkungen der Übungen nutzen – Anspannungen nachspüren und entspannen[1)]

Wenn Sie regelmäßig üben – mindestens einmal pro Woche – »automatisieren« sich die Übungsabläufe zunehmend (wie schon Jacobson das ausdrückte); damit kann das bereits Gelernte also auch intuitiver »abgerufen« werden, ähnlich wie beispielsweise beim Radfahren oder Schwimmen.[2)]

In Ihrem Alltag können Sie ergänzend auch auf diese Weise üben:

2

- **1. Übungsmöglichkeit**
- Sie spüren spontan nach, ob Sie irgendwo im Körper Anspannung oder sogar Verspannung spüren; eventuell schließen Sie dazu für einen Moment die Augen; und
- Sie erinnern sich spontan daran, wie Sie in der Entspannungsphase immer wieder das Lösen der Anspannung geübt haben (»spontan« meint hier: eher ohne Nachdenken);
- auf diese Weise entspannen Sie dann die angespannte Muskelgruppe – möglichst, ohne noch weiter anzuspannen.

So haben Sie es jeweils **nach dem Anspannen** geübt; zusätzlich gab es in jeder der 6 Schrittfolgen einzelne Schritte, bei denen bereits »von sich aus« entspannt wurde, direkt, also **ohne vorher anzuspannen.**

Wenn Sie auch dieses »Nachspüren und Entspannen« öfter üben, werden Sie spüren, wie es tatsächlich immer spontaner möglich wird und immer mehr »wie von selbst« geschieht.

Dort, wo Sie also im Alltag Anspannung spüren, können Sie im Grunde wie in einer Übung vorgehen: Sie brauchen sich lediglich an das Entspannen zu erinnern – und ihm »nachgeben«.

- **2. Übungsmöglichkeit**

Sie spüren spontan nach, ob Sie irgendwo im Körper Anspannung wahrnehmen – doch jetzt gehen Sie dabei mit der Wahrnehmung systematischer vor:

Sie spüren dazu vom Kopf aus über Schultern/Arme, Rücken, Gesäß zu Beinen und Füßen – dies sind die wichtigsten »Stationen« einer kleinen »Körperreise«; und Sie stellen sich bei jeder dieser »Stationen«, indem Sie jeweils nachspüren, die Fragen:

- **Wie fühlt es sich hier an?**
- **Wie entspannt oder angespannt, verspannt ist es hier?**

Dort, wo Sie besondere Anspannung oder sogar Verspannung spüren, gehen Sie genauso vor, wie oben in der 1. Übungsmöglichkeit beschrieben. (Insgesamt entspannen Sie maximal an 3 »Stationen«, also bei höchstens 3 Muskelgruppen).

Kommentare und Tipps

3.1   Ergänzungen – 62

3.2   Anmerkungen – 64

3.1   Ergänzungen

Im Folgenden werden weitere Ergänzungen zu Jacobsons Originalmethode gegeben. (Über die mit * gekennzeichneten, direkt erläuterten Ergänzungen hinaus):

- **Zu ▶ Abschn. 1.3: Gesamtverlauf (jedes Übungsschritts)**
- Wie Jacobson es an anderer Stelle ähnlich vertritt: Dynamischer wird das Programm, wenn statt der Wiederholung(en) ebenfalls nach einer Pause jeweils der 2. und evtl. noch der 3. Schritt gegangen wird (etc., am nächsten Tag z. B. der 4. und 5. Schritt, ggf. auch der 6. Schritt; und dann vielleicht einmal nur ein Schritt).
- Für jede **Übungseinheit**, jeden »Schritt« (der »Schrittfolgen« 1–6) sind maximal **ca. 30 Minuten insgesamt** zu empfehlen, zusammen **mit** den ausführlichen **Ruhephasen (Ankommen und Zurückkommen/Innehalten, als Feedback für sich selbst)** vor dem ersten An- und nach dem letzten Entspannen.

Wir haben dabei die direkt auf die Anspannung folgende Entspannungsphase auf »einige Minuten« gekürzt; das ist deutlich kürzer als die 10 Minuten im Original (in *You Must Relax* ist dagegen ohnehin von nur ca. 3 Minuten Pause die Rede). Bei längeren als solchen kleinen Pausen vor der Wiederholung oder einem nächsten Schritt können für eine **Übungseinheit insgesamt** auch **40–45 Minuten** erreicht werden.

Das Kürzen beim direkt folgenden Entspannen schuf zum einen den Spielraum dafür, v. a. jene **Ruhephasen** hinzuzunehmen, wie Jacobson sie sonst gern vertritt, und zum anderen konnte damit das »**Zurückkommen**«, welches bei Jacobson nicht vorgesehen ist, ergänzt werden.

- **Zu ▶ Abschn. 1.6: Wann üben und mit welchen Zielen?**
Lernpsychologisches Richtziel der Progressiven Relaxation (PR): Die PR-Lernschritte erfordern Achtsamkeit (*awareness*) **als Bewusstheit von Körper und Geist – kein äußerliches Trainieren.**
   Die einzelnen Schritte seien kein »Training«, so betont Jacobson; dabei meint »Training« eine Lernform, die **zu äußerlich** von An**reizen** lebt, was die innere Wahrnehmung der Übungen blockiert. Diese mehr außengeleitete Lernform wird also nach Ansicht von Jacobson dann als zu oberflächlich aufgefasst, wenn sie **zu wenig** »achtsam« reflektiert und nachspürt, was sie tut (mit zu wenig *awareness*, so Jacobson). Im vorliegenden Lernprogramm ist der Begründer der PR offensichtlich bereits etwas großzügi-

ger geworden, jedoch nur, was das oftmalige **Wiederholen** der Übungen angeht: Sollte dies vom Leser dann zunehmend als Routine aufgefasst werden, dann könne es auch an gewisse sportliche Übungen erinnern.

Doch von der heutigen Zeit aus betrachtet, in der die über 2000 Jahre lange Tradition von achtsamer Wahrnehmung wichtiger wurde (sogar zu einer regelrechten Mode), kann für das Grundverständnis beim PR-Lernen gelten: Jacobsons Lernschritte sind eher als »Achtsamkeits-Übungen« zu verstehen – eine Wahrnehmung, die u. a. fließend ist, behutsam, nicht wertend.

- ▪ **Zu ▶ Kap. 2: Das Selbstübungsprogramm**
- ▪▪ **Körperpartien – möglichst genaue Bezeichnungen**

Für die am Alltag orientierte Wahrnehmung ist es einigermaßen ungewohnt, bestimmte Stellen innerhalb von Körperpartien genauer zu differenzieren. Doch auch Anleitungen, die dies mit Ihnen üben wollen, sind zuweilen noch von dieser Schwierigkeit geprägt.

Entsprechend will Jacobson lehren, Anspannung und Entspannung möglichst genau zu »lokalisieren« – und er befindet sich bei dieser Art Pionierarbeit selbst noch im Lernprozess: So vermag er nicht immer klar genug auszudrücken, welche Körperpartie genau angesprochen wird, erst recht welcher Abschnitt (welches Segment u. ä.): Das gilt für sein Buch *You Must Relax* ebenso wie für das deutlich später veröffentlichte Selbstübungsprogramm, das dieser deutschen Ausgabe zugrunde liegt.

Um noch besser zurechtzukommen, ist es also notwendig, einige zusätzliche Bestimmungen vorzunehmen, um Körperpartien noch klarer definieren zu können. Dazu bieten sich für die ersten Lernschritte einige Übereinkünfte an, wie sie in moderner Körperpädagogik getroffen werden (Körpertherapie, einschließlich Physiotherapie):

- ▬ »nach **oben** – nach **unten**« meint körperorientiert (v. a.): »zum **Kopf** hin –zu den **Füßen** hin«. (Das ist im Liegen besonders zu beachten, wo »oben« **nicht** die »Decke« des Raums meint, und »unten« **nicht** den »Boden«).
- ▬ **Ober-/Unterseite**, z. B. des Unter-/Oberarms: Im Liegen, aber auch im Sitzen, wird deutlich, welche Seite oben liegt und welche unten; die Bezeichnung **Oberseite** ist **gleichbedeutend** mit **Außen**seite, die Bezeichnung **Unter**seite mit **Innen**seite (dann auch im Stehen).
- ▬ Hand **rück**wärts beugen: am deutlichsten wohl, wenn der Begriff »Hand**rücken**« einbezogen wird, im Gegensatz zur Hand(innen-)fläche. Rückwärts wird dabei die Hand im Ge-

lenk mit dem Rücken nach oben bewegt (zur Außenseite des Unterarms hin, sozusagen zu seinem »Rücken«, dem verlängerten Handrücken).

3.2   Anmerkungen

Die nachstehenden jeweils nummerierten Anmerkungen beziehen sich auf die hochgestellten Ziffern im Selbstübungsteil (▶ Kap. 2).

- **Zur ▶ 1. Schrittfolge (Arme etc.)**
Übersicht (zum 5. Schritt)
1.   Etwas unklar im Original beschrieben. Die ergänzende Abbildung kann so gesehen werden: Das Anspannen wird offenbar, wie oft bei Jacobson, durch Drücken gegen einen Widerstand aufgebaut. (Hier: Armlehne bietet dem Handgelenk offenbar gerade noch Widerstand, die Hand selbst hängt herunter).

- ■ **Durchführung**
1. Schritt
1.   **Diese wichtige Übungseröffnung** haben wir zu jeder Übung zur Einstimmung hinzugefügt – bei allen Schrittfolgen!
2.   **Rechte oder linke Hand:** Es ist freigestellt, womit begonnen wird; Jacobson lässt meist mit der »ungewöhnlichen« linken Hand beginnen.
3.   **(Behutsam) Beugen und Strecken** bestimmt das Muskel-Geschehen beim Spannen oder Anspannen. Jacobson bevorzugt diese Orientierungen vor dem Begriff »(An-)Spannen«. Bemerkenswerterweise bezeichnet Jacobson dieses Anspannen in seinem Programm mit *control sensation*; er bezeichnet also das »Gewollte« mit, das **gewollte** Spannungsgefühl – und dadurch Kontrolle (über) dieses Spannungsgefühl, die Möglichkeit, zu steigern und zu reduzieren. (Während das frühere *You Must Relax* hierbei schlicht von *tenseness*, eben von »Anspannung« spricht).
4.   **Wie fühlt sich die Empfindung von Anspannen an?** Diese achtsame Frage haben wir vorgeschaltet, um Begriffe wie »angenehm«, »weniger angenehm« etc. zu finden. Ebenso haben wir dazu das Aufnehmen durch die Wahrnehmung ergänzt, im Satz davor.
5.   **Ziel: »Lokalisieren«:** Eines der wesentlichen Ziele dieser PR-Lernschritte ist es, Anspannung und Entspannung »lokalisieren« zu können.

6. **Handgelenk:** In den früheren Büchern findet sich bei Jacobson ein Differenzieren des »Drucks« im Handgelenk von der eigentlichen Anspannung im Unterarm.

7. **»... löst sich zügig«:** »Lösen« ist ein günstiger Impuls für »allmählich, behutsam« Entspannen. Mit »zügig« formulieren wir eine günstige Alternative zur gängigen Übersetzung »schnell« (die eher noch den inneren Stressoren [»Antreibern«] folgt).

8. Dass **beim Entspannen nicht** auch noch etwa **angestrengt** wird, im Grunde zunehmend auch nicht beim Anspannen, ist eine Hauptbotschaft von Jacobsons Progressiver Relaxation.

9. **Für das gesamte Programm (also auch für die folgenden Schritte und Schrittfolgen):** Beim entspannenden Lösen geht das jeweilige Körperteil (hier die Hand), **»wohin es (sie) will«;** damit hebt Jacobson offenbar hervor, dass das Gewollte, von dem das sog. »willkürliche« Anspannen geprägt ist, jetzt aufgehoben wird. Natürlich ist jetzt dennoch darauf zu achten, dass es in eine entspannte Haltung geht, - und sobald diese Haltung beginnt, nicht mehr angenehm ausruhend zu sein, ist sie zu verändern. Daher auch unser **Zusatz: »... – zum Entspannen«.**

10. **Die gesamten folgenden Abrundungen** der Übungen haben wir hinzugesetzt. Das »Zurückkommen« ist bei Jacobson nicht vorgesehen, die anderen Phasen sind im Sinne von Jacobson Ruhephasen, wie er sie sonst gern vertritt.

11. **Als weitere Erläuterung zu Jacobsons Ergänzung (konzentriert):** Dieses erste Anspannen ist vergleichbar mit der Bewegung, als ob die Haare zurückgestrichen würden. Ob dieses Anspannen in der bloßen Vorstellung durchgeführt wird oder tatsächlich: Bereits diese Bewegung, mit der eine besondere Anspannung bewusster kennengelernt wird, geschieht jetzt aus der Ruhe heraus (mindestens ca. 1 Minute, Arm ruht an der Körperseite). Oft ist beim alltäglichen Handeln auch hier der Kraftaufwand höher als nötig – stellvertretend für andere Handlungen. Die Bewegungen geraten dann zu absichtsvoll, zu wenig graziös, zu wenig entspannt.

Unser Kommentar: Das Ziel, alltagsorientiert zu entspannen, ist ein Entspannen, das gleichzeitig mit der Anspannung einhergeht – es bedeutet, spannungsvoll zu entspannen.

Indem die Hand im Handgelenk rückwärts gebeugt wird, zeigt das zunächst unbestimmte Gefühl dabei den Kraftaufwand an: Verdeutlicht wird die Spannung, die Spannkraft, die Kraftleistung, die jetzt aktiv-freiwillig ist, stellvertretend für andere verdeckte Anspannungen.

3. Schritt

1. Hier kommt ein Grundelement von Jacobson zum Tragen: Das willkürliche Anspannen geschieht v. a. um das willkürliche und **unwillkürliche** Anspannen im Körper zu **verdeutlichen**. Es wird **nicht angespannt, um zu entspannen.** Daher ist die bloße Vorstellung von Anspannen zentral, besonders aber die Vorstellung von Entspannen – ohne vorheriges Anspannen. Erst recht, nachdem die beiden ersten Schritte Entspannen mit vorherigem Anspannen ausprobierten, soll dies jetzt bereits versucht werden.

Unser Zusatz: Das Entspannen wird weitergehend zugelassen, es breitet sich weiter aus.

5. Schritt

1. Dieser Schritt ist im Originaltext von Jacobson etwas unklar beschrieben. Wird allerdings die Abbildung herangezogen, welche die Beschreibung illustriert, dann ist dieser Schritt durchaus so zu sehen: Die Bewegung im Handgelenk sucht zwar, wie beim 2. Schritt, erneut das Anspannen, dabei aber am besten durch **Drücken gegen einen Widerstand**. Hier bietet die Lehne dem Handgelenk offenbar gerade noch Widerstand, die Hand selbst hängt herunter. (In Jacobsons früherem Buch *You Must Relax*, ab 1934, in dem v. a. auf das Liegen abgehoben wird, gibt das Beispiel hier den Widerstand mit einem Bücherstapel).

7. Schritt

1. Jacobson formuliert hier bescheidener (»… *to reduce* …«). Im übrigen Werk spricht er häufig mit der Vorstellung, dass die »Restspannung« »gegen Null« gehe; auch dabei geht es allerdings mehr um das subjektive Gefühl, dass Entspannung (noch) vollständiger wird. Daher übersetzen wir für das gesamte Werk nicht in der gängigen Weise mit »totaler« Entspannung oder »vollkommener« Entspannung, was zudem noch wertet. Um eher die größt**mögliche** statt die **größt**mögliche Entspannung zu erreichen, ist es hilfreich, sich Folgendes zu verdeutlichen: Progressive Relaxation kann bereits während der Entspannungsphase Kontakt mit der notwendigen Grundspannung (Tonus) suchen – eine lebendige Dynamik.

- **Zur ▶ 3. Schrittfolge (Rumpf etc.)**
- ■ **Durchführung**

3. Schritt

1. ▶ **Kommentar** zum **3. Schritt** der **1. Schrittfolge.**

7. Schritt

1. Wie bereits zum 7. Schritt gesagt (in der Information ❶ zur Übersicht): Damit diese Übung nicht komplizierter wirkt als gedacht, sollte der Arm eher die Brust berühren und nicht überstrecken: Dies zur Erläuterung, denn es bleibt bei Jacobson sowohl in Originaltext und -abbildung zum einen offen, ob der Arm die Brust berührt; zum anderen kommt der Arm in eine Überstreckung, wenn er, der Abbildung zufolge, über den Körper hinausragt: Wie der Begriff »**Über**streckung« besagt, ist sie möglichst gering zu halten; hier u. E. zudem, um der Spannung im Arm nicht mehr Aufmerksamkeit zu widmen als der **hier wesentlicheren Brustspannung.**

- **Zur ▶ 4. Schrittfolge (Nacken etc.)**

Übersicht 1. Jacobson beschreibt hier **keine Anleitungen** zur **Entspannungsphase**, mit **Ausnahme** des **5. Schritts**; er soll offenbar **stellvertretend** für die anderen Schritte stehen. Allerdings geht dieses Entspannen u. E. für den Kopf-Nacken-Bereich **zu schnell** bzw. zu »zügig« (mit unserem Ausdruck). (Zum hier notwendigen **Verlangsamen**, s. außer der ▶ *-Fußnote ❶ zum 1. Schritt dieser 4. Schrittfolge auch Anmerkungen zur ▶ **1. Schrittfolge, besonders Anmerkung 7–9**, da die 1. Schrittfolge auch **stellvertretend** für die anderen Schritte steht).

- ■ **Durchführung**

3. Schritt

1. ▶ **Kommentar** zum 3. Schritt der 1. Schrittfolge.

7. Schritt

1. Dies ist hier die einzige Angabe von **Jacobson** zum Entspannen. Offenbar soll sie die Aufrichtung ergänzen. **Unser Zusatz** danach entspricht einer ähnlichen Erfahrung: Mit der Vorstellung »**Dabei kann die Wirbelsäule in sich ruhen**« kann ab Halswirbelsäule die Aufrichtung auch »**korrigiert**« werden, wo sie zu stark gerät, wo sie **überstreckt.**

3

- Zur ▶ 5. Schrittfolge (Augen etc.)
- ■ Durchführung

1. Schritt

1. **Anspannen und Entspannen** reicht hier viel **weiter!** (Dies wird in der Literatur zur PR viel zu wenig gesehen). Zwar ist dies bei vielen Bereichen und ihren Übungen so, hier kann dem aber unmittelbarer nachgespürt werden, was diese Übung nach unserer Erfahrung besonders kostbar macht: Das An- und Entspannen reicht hier über die **gesamte Kopfhaut** (Schädeldach/Scheitel, Hinterkopf) bis in den **Nacken-Schulter-Raum!**

2. **Langsam:** Dass bei den Augen besonders langsam und behutsam vorzugehen sei, hat Jacobson z. B. in seinem wissenschaftlichen Hauptwerk von 1938 hervorgehoben. Wir haben diese Behutsamkeit auf den gesamten Kopfbereich erweitert (▶ 4. Schrittfolge Nacken!). Insgesamt setzen wir schon viele Jahre besonders effektiv auf einen Beginn, der überall behutsam bis langsam ist, maximal »zügig«. (▶ Kommentar bereits zur 1. Schrittfolge, repräsentativ für alle folgenden). Später kann es zusätzlich schneller werden.

3. Die Vorstellung der »**glatten**« **Stirn** ist erst recht von den Nachfolgern bis heute übernommen worden; zumal sie dem gesellschaftlich sehr verbreiteten Ideal der faltenlosen Jugend entspricht. Demgegenüber setzen wir nicht auf ein solches Verdrängen von Falten, unserer »Erfahrungslinien«.

4. Schritt

1. Die **Langsamkeit** und **Leichtigkeit**, die Jacobson gerade der Augenregion zuschreibt (▶ 1. Schritt, Anmerkung 2, s. oben!), gilt hier besonders: Die Schwelle, an der die Wahrnehmung das noch »**gut erträgliche**« Gefühl spürt, soll **nicht überschritten** werden; erst recht nicht die **Schmerzgrenze**, die bei den Augen relativ leicht zu erreichen ist.

2. Eventuell ist das **Anspannen** auch **tiefer** wahrzunehmen, in den Augen: Das Anspannen sollte aber nicht ohne Weiteres Schmerzen in Kauf nehmen (▶ vorige Anmerkung 1!).

3. Der **entspannte** Zustand, wie »**Null**« ihn meint, kann am ehesten an diesem **Verschwinden von Blinzeln** festgemacht werden.

Zum **Entspannen,** das wirklich »**bis Null**« gehen soll, ist anzumerken: Diese Angabe symbolisiert bei Jacobson eine Entspannung, die sich **vervollständigt** (*complete*). Da es der Progressiven Relaxation um eine **möglichst ent**spannte (Grund-)**Spannung** geht oder eine dynamisch spannungsvolle, lebendige Entspannung: »**Null**« als **Verflüchtigen** auch der »**Rest**spannung« kann nur bedeuten, dass die **überschüssige** Spannung sich (vollständig) verliert.

5. Schritt

1. **Geschlossene** Augen (wie in der **Übersicht** angekündigt) und **offene** Augen: Sie können dies **selbst auswählen** – und sinnvoll ist, auch beides nach einander **auszuprobieren.** (Die Übungen fühlen sich dann lediglich verschieden an.) – Abweichend von der Orientierung in der Übersicht (»geschlossen«), zeigt nämlich die **Abbildung**, welche Jacobson als Illustration beifügt, **geöffnete** Augen. (Diese Illustration steht hier zudem auch für die folgenden Schritte; bei denen dann ebenfalls zwischen geschlossenen und offenen Augen gewählt werden kann). Zieht man das Gesamtwerk von Jacobson heran, so war ihm in solchen Fällen einzig wichtig, zunächst eine der Alternativen behutsam auszuprobieren.
2. (Wie beim vorigen 4. Schritt): Eventuell ist das **Anspannen** auch **tiefer** wahrzunehmen, in den Augen: Das Anspannen sollte aber nicht ohne Weiteres Schmerzen in Kauf nehmen. (▶ Kommentare 1 und 2 zum vorigen 4. Schritt).
3. Da der Blick allerdings in die **Ausgangsstellung** zurück geht und sich damit sehr wohl »geradeaus« richtet, ist wohl gemeint: **weder vorzeitig** (zu schnell) geradeaus, **noch zu starr** geradeaus (»stierend«, »fixiert«; ▶ 11. Schritt, Kommentar).

In *You Must Relax* findet sich dazu ergänzend: Die Augen bewegen sich in keine bestimmte Richtung (auch nicht bewusst geradeaus), sie werden aber auch nicht angestrengt ruhig gehalten. (Als Kommentar wird dies noch einmal hinzugezogen in der 6. Schrittfolge).

6. Schritt

1. (▶ Anmerkung 3 zum 4. Schritt, s. oben). Da es der Progressiven Relaxation um eine **möglichst ent**spannte (Grund-) **Spannung geht**, um eine dynamisch spannungsvolle, um eine lebendige Entspannung, kann »**Null**« als **Verflüchtigen** auch der »**Rest**spannung« nur bedeuten: Die **überschüssige** Spannung verliert sich (so vollständig wie eben möglich). Auch dies kann nur Zielvorstellung sein, eine »Richtung« angeben. Dass dann nicht mehr reflektiert werde, kann nicht als »leeres Denken« verstanden werden, das beispielsweise mit

Zen-Meditation allenfalls durch einen langen Prozess erreichbar erscheint.

Und dass visuelle Vorstellungen dann »**aufgehoben**« würden, erscheint durch eine Erfahrung der »Gestalttherapeutischen Arbeit« von **Fritz Perls** geradezu konterkariert: Seine Erfahrungen legten die Orientierung nahe, entspannter seien wir geradezu **aufnahmefähiger** für »Imaginationen«, für bildhafte Vorstellungen (ähnlich wie in der »Oberstufe Autogenes Training« oder in professionell angeleiteten Phantasiereisen). Vorstellungen können mit entspannten Augen ebenfalls entspannter werden; sie verbinden Denken offensichtlich intensiver mit sinnlicher Anschauung. In diesem Sinne kann Alltagsdenken, erst recht angestrengtes Nachdenken, weiter zurücktreten – besonders, insofern es im Wachbewusstsein dazu tendiert, von Kognitionen überfrachtet zu werden; und es wird dann auch ein sinnliches Anschauen weiter ausgeblendet, soweit es im Wachbewusstsein dazu neigt, sein sensibles Wahrnehmen zu übersteigen. Dies deckt sich mit vielen unserer Erfahrungen.

Die Visualisierungs- und Vorstellungsübungen der nächsten (6.) und letzten Schrittfolge locken Imaginationen, die durch spannungsvolle Augenbewegungen aktiviert und bewegt sind; so sehr die Vorstellungen dabei auch bereits **ent**spannen mögen. Wenn die Spannungen dann verlangsamt und tendenziell zum Stillstand gebracht werden, wenn sie als Kontrast immer mehr entspannen, bleibt offen, wie weit gerade solche Imaginationen entspannt nachwirken. Die Erfahrung von **Perls** bezieht sich demgegenüber mehr darauf, dass wir mit entspannteren Augen offener werden können für spontan von innen her auftauchende Imaginationen (s. »Archetypen«, die Urbilder bei C. G. Jung und im »Katathymen Bild-Erleben« von Hanscarl Leuner, das die Oberstufe Autogenes Training weiterführt). Jacobson gibt stattdessen seine Beispiele vor, zumindest muss dies eine Anleitung zunächst.

7. Schritt

1. Mehr zum Entspannen (auch für die folgenden Schritte) ▶ 5. Schritt, Anmerkung 3.

11. Schritt

1. Offenbar (leicht) angespannt; nur **leicht** »starr, fixiert« (▶ wieder 5. Schritt, Anmerkung 3).

- **Zur ▶ 6. Schrittfolge (visuelle Vorstellungen etc.)**
Übersicht

1. (▶ Kommentar zur 5. Schrittfolge, 6. Schritt.) Sie können sich erneut auf den folgenden Hintergrund einstellen: Die Visualisierungs- und Vorstellungsübungen dieser letzten Schrittfolge locken Imaginationen, die durch spannungsvolle Augenbewegungen aktiviert und bewegt werden – so sehr die Vorstellungen dabei auch immer bereits **ent**spannen mögen. Wenn die Spannungen dann verlangsamt und zum Stillstand gebracht werden (teils noch mit imaginiertem Bild), wenn entspannt wird, als Kontrast, dann bleibt offenbar offen: Wie weit dann gerade solche Imaginationen entspannt nachwirken.

Zur weiteren Anregung: Außer Beispielen wie den folgenden nennt Jacobson in *You Must Relax*: eine sich im Wind wiegende Blume, einen Grashalm, ein Segelboot in der Ferne, ein Dreieck, ein Viereck, einen Kreis. Wenn die Fähigkeit zunehme, schwache Anspannungen im Bereich der Augen wahrzunehmen, könnten schwierigere Aufgaben bewältigt werden; dann kommt beispielsweise das Wahrnehmen der Zeitung in Betracht oder einer einfachen Rechenaufgabe oder sogar eines persönlichen bzw. beruflichen Problems. Auch dann seien Empfindungen in den Augenmuskeln wie beim tatsächlichen Wahrnehmen zu erwarten.

Das Entspannen der Augen meidet selbst geringfügige Anspannungen, wie eben beim Visualisieren – der Geist würde ruhig.

- **Durchführung**
1. Schritt

1. Das Verlangsamen bis zum Stillstand und ggf. das Wiederbeschleunigen steigert die Wahrnehmungsfähigkeit, lässt sie genauer werden. Die Wahrnehmung wird dadurch auch noch mehr »szenisch«, sie erfasst eine ganze Abfolge, sogar in verschiedenen Rhythmen.
2. Dass sich die Augen erneut in keine bestimmte Richtung bewegen (auch nicht bewusst nach vorn/geradeaus), sagt Jacobson, deutlicher als hier, in *You Must Relax*. Auch haben wir von daher ergänzt, dass die Augen nicht angestrengt ruhig gehalten werden.

5. Schritt

1. In *You Must Relax* nennt Jacobson auch das Beispiel eines hohen Baumes.

3

7. Schritt

1. Verwandt mit dieser Vorstellung ist, wenn Jacobson in *You Must Relax* als Beispiel nennt, sich einen Punkt vorzustellen.

- **Zu ▶ Im Alltag: Nachwirkungen der Übungen nutzen – Anspannungen nachspüren und entspannen**

1. Diese Art, im Alltag zu üben, wenn sich das Gelernte zunehmend »automatisieren« konnte, ist in Jacobsons Gesamtwerk besonders wichtig (er nennt diese Methode *Differential Relaxation*). Im Praxisteil von 1963, welches die Hauptgrundlage des hier vorliegenden Programms darstellt, spart er diesen Übergang zum Alltag aus. Wir haben diese Art zu üben daher dem Sinn gemäß ergänzt.

2. Um bei den Beispielen von Jacobson zu bleiben; s. dazu auch A. u. J. Naeher-Zeiffer (2014, Handbuch in Vorbereitung).

Nachwort

Progressive Relaxation (PR) ist eine Entspannungsmethode, die nachweisbar besonders wirksam ist. Das bezieht sich auf viele »Indikationen«: PR lindert beispielsweise Schmerzen (wie Kopfschmerzen bis hin zu Migräne oder Rückenschmerzen); sie hilft bei Problemen mit dem Ein- und Durchschlafen, mit dem Kreislauf, dem Blutdruck, mit innerer Ruhe, Konzentration etc. – und insgesamt bei Stressbewältigung.

Dass sie im deutschsprachigen Raum auch Progressive **Muskel**relaxation (PMR) bzw. Progressive Muskelentspannung (PME) genannt wird, liegt v. a. an einer der besonderen Entdeckungen des Begründers Edmund Jacobson: Durch vielfache Messungen konnte er belegen, wie stark sich unsere Muskeln gerade bei Stress (bis hin zu Krankheit) spürbar anspannen, sich sogar verspannen; auch dann, wenn sich der Stress, der von außen oder innen kommen kann, längst verflüchtigt oder tief nach innen zurückgezogen hat. Daher eröffnet sich von den Muskeln her ein wesentlicher Zugang zu einer besonders effektiven **Ent**spannung, welche auch die **innere An**spannung löst. »Progressiv« bedeutet dabei »**fortschreitend**«, da Progessive Relaxation Schritt für Schritt zu erlernen ist.

Der Amerikaner Edmund Jacobson (1888–1983) entwickelte die Originalmethode der Progressiven Relaxation. Sie fand viele Nachahmer, welche bis heute nachhaltigen Einfluss haben. Aufgrund seiner Arbeit an der Methode PR, die ihn letztlich 75 Jahre beschäftigte, ist Jacobson zu den Pionieren der Psychosomatik zu zählen. Damit ist er einer der Begründer dieses Fachgebiets, in dem betrachtet und bearbeitet wird, wie intensiv Geist/Seele und Körper wechselseitig aufeinander wirken (ob in hilfreicher oder weniger hilfreicher Wechselwirkung). In diesem weiten Feld war Jacobson über Fachdisziplinen hinweg Therapeut und Forscher als medizinisch arbeitender Psychologe, als Internist und Arzt für Physiotherapie.

Im Ansatz von Jacobson selbst geht es um einen Lernvorgang, der Entspannen allmählich mit Wirkungen »verankert«, die so tief gehen, dass sie auch nachhaltig bleiben. Seit den 1960er und besonders den 1970er Jahren bis heute wird die Entspannungsarbeit mit Progressiver Relaxation besonders von Nachfolgern Jacobsons dominiert: Sie zielen darauf ab, Anspannung und Stress kurzfristiger abzureagieren. Wieder andere Ansätze sind mehr auf kurzfristiges Beruhigen ausgerichtet. Bei beidem bleiben die Wirkungen jedoch nicht stabil genug.

Die **stabil entspannende Veränderung** im Bewusstsein, wie sie demgegenüber die Progressive Relaxation nach Jacobson bewirken kann, ermöglicht es, das Verhalten insgesamt dauerhaft gesünder werden zu lassen: Das Handeln wird entspannter, z. B.

das Entscheiden oder auch das Lernen. Das Körperbewusstsein lernt zunehmend, Entspannen abzurufen. Besonders im Körperbewusstsein gibt es ein »implizites Wissen« davon, was grundsätzlich bereits abgerufen werden kann, was zu tun ist; es wird sich intuitiv und immer automatischer dessen bewusst. (Diese Erkenntnis schwebte Jacobson augenscheinlich vor; u. a. einflussreiche Neurowissenschaftler sprechen heute in diesen Zusammenhängen gern von »implizitem Wissen«; vgl. auch A. u. J. Naeher-Zeiffer 2014, Handbuch in Vorbereitung)

Was also heute unter dem Namen der Methode des Begründers international weitestgehend gängig geworden ist, hat sich zunehmend von diesen Qualitäten entfernt. (Und allzu oft wird dieses Angebot mit der Bezeichnung »nach Jacobson« versehen!). Die Grenzen, an denen weniger stabile Wirkung beginnt, werden erst allmählich verstanden; im deutschsprachigen Raum geschieht dies wohl auch deshalb noch zögerlich, weil bislang kaum etwas von Jacobsons verzweigtem Gesamtwerk übersetzt ist (in den USA werden immerhin einige Reprints veröffentlicht).

Es ist daher an der Zeit, das Originalverfahren auch in deutscher Sprache wieder zu veröffentlichen, noch dazu zu einem besonders bedeutsamen Zeitpunkt: 2013 ist ein »Jacobson-Jahr«. Es ist zugleich das Jahr seines 125. Geburtstages und seines (erst) 30. Todestages sowie das 75. Jahr seines Hauptwerks, das er für die Fachwelt schrieb (*Progressive Relaxation*, 1938). Mit dem vorliegenden Buch wird zugänglich gemacht, was Jacobson zu Recht für die praktikabelste Fassung der Progressiven Relaxation als **Selbstübungsprogramm** hielt. Dieses in sich abgerundete Programm, das als Extrateil am Ende des Buches *Tension Control for Businessmen* (New York 1963) veröffentlicht wurde, bietet Jacobsons am weitesten fortgeschrittene und einfachste populäre Darstellung seiner Progressiven Relaxation.

Das Buch *Tension Control for Businessmen* zur »Spannungskontrolle« für Geschäftsleute/Manager, das bis auf das praktische Programm weitestgehend allgemein und mehr theoretisch gehalten ist, wurde in deutscher Sprache mit dem Titel *So entspannt sich der Chef* veröffentlicht (München 1965, vergriffen). Das amerikanische Original wurde erst 2011 als Reprint der Ausgabe von 1963 erneut publiziert. Bereits 1964, ein Jahr nach der Erstveröffentlichung, griff Jacobson den Zuschnitt des Übungsprogramms wieder auf als Grundlage für eine Art Broschüre, dieses Mal für Patienten gedacht: *Self-Operations Control. A Manual for the Patient* (Philadelphia 1964). Über Jacobsons Zielgruppen – Geschäftsleute und Patienten – hinaus, ist v. a. das Programm von 1963 für alle und auch zum »Vorbeugen« geeignet, als »Stressprävention« für all jene, die praktische Originalübungen der PR suchen.

Diese praktischste Form, mit dem Original der Progressiven Relation zu üben, ist zugleich die intensivste, denn bis heute ist unerreicht, wie Jacobson mit der (neuro)muskulären Entspannung eine Entspannung des »vegetativen Nervensystems« verbinden kann. (Im »Vegetativum« wird u. a. im Zusammenhang mit Atmung und Blutkreislauf für ein Spannungsgleichgewicht gesorgt).

Dieses Originalprogramm wurde für die vorliegende deutsche Fassung im Zuge der Übersetzung und Übertragung inhaltlich und sprachlich noch leichter zugänglich gemacht. Dabei galt es, anerkannte pädagogische und psychologische Erkenntnisse und Kriterien zu berücksichtigen. (Unterstützt von der Forschung seit der Zeit Jacobsons, v. a. seit den 1980er Jahren, wird Progressive Relaxation auch von den Autoren erforschend gelehrt, z. T. in Zusammenarbeit mit Teams.)

Im Jahr 1963 erschienen, feiert dieses eigentliche Selbstübungsprogramm damit ebenfalls ein Jubiläum, nämlich sein 50. Jahr seit der Erstveröffentlichung.

- **»Progressive Muskel-Entspannung – Das Original« bietet im Einzelnen:**
- ■ **Die Darstellung von Jacobsons Selbsttrainingsprogramm – mit Modifikationen**

Formale Modifikationen hinsichtlich der Sprache

— Jacobsons praktischer Selbstübungsteil wurde von den Autoren übersetzt und dann für die vorliegende Ausgabe sprachlich aktualisiert und verdeutlicht, sodass es Ihnen noch einfacher gemacht wird, die Übungsschritte praktisch nachzuvollziehen.

— Dazu gehört, dass in dieser Ausgabe die Übungsschritte eher beschreibend dargestellt werden (in »deskriptiver Sprache«); dadurch wird für Sie noch anschaulicher, was genau zu tun ist. Wenn dabei v. a. die suggestiven Anweisungen aus dem Original umformuliert wurden, so deshalb, weil sie relativ abstrakt oder unpersönlich wirken – und entspannender. Da somit auf direkte Anweisungen in »Befehlsform« verzichtet wird, lassen sie sich umso leichter in tatsächliches **Selbstüben** umsetzen. (Dafür sprechen über 25 Jahre Erfahrung der Autoren im Lehren und Erforschen solcher Übungen).

— Obwohl das Original für eine breitere Zielgruppe also bereits relativ verständlich verfasst war, ging es insgesamt darum, weitere Klarheit zu schaffen, die dazu beiträgt, das Programm noch leichter zugänglich zu machen.

Formale Modifikationen hinsichtlich der Gliederung

— Dazu wurden die Übungstexte auch stärker gegliedert und ergänzt (s. unten: Inhaltliche Modifikationen).

Inhaltliche Modifikationen

— Darüber hinaus wurde Jacobsons Übungsprogramm – um der inhaltlich größeren Klarheit der Übungen willen – so weit wie notwendig mit seinem Gesamtwerk abgeglichen. Ziel war es, einige Kriterien nachvollziehbarer zu vereinheitlichen und sie zu verdeutlichen. Daraus entstanden jedoch nur leichte Veränderungen in der Durchführung der Übungen.

— Außerdem wurde der Übungscharakter abgerundet, besonders ihr Anfang und ihr Abschluss: Es wird eingestimmt und wieder herausgeführt. Auch das Beachten von An- und Entspannen wird ausdrücklicher angeleitet. Dies entspricht modernen Anforderungen an Entspannungsübungen, die ebenso behutsam wie wirkungsvoll verfahren wollen (also durchaus im Sinne Jacobsons).

■ ■ Kommentare und Tipps

Ergänzungen, Anmerkungen Sie bieten möglichst knappe, notwendige Erläuterungen zur Vorgehensweise oder Begründungen zu Abweichungen von der Vorlage (meist nur leichte Modifikationen).

Bezüge zum Gesamtwerk Sollen die Kommentare und Tipps (wie auch das ▸ Nachwort) das Selbstübungsprogramm weiter zugänglich machen, so wird auch, wo es nahe liegt, der klärende Zusammenhang (»Kontext«) mit dem Gesamtwerk verdeutlicht, besonders von zwei Werken her:

— *Progressive Relaxation* (Chicago 1929/38), das wissenschaftliche Hauptwerk, welches Jacobson als Fachbuch für Experten schrieb. Auch die Bezüge zu diesem Buch werden so einfach wie möglich erläutert.

— *You Must Relax* (New York), das ab 1934 erschien und – als Nebenwerk zum Fachbuch – für »Laien« gedacht ist:

— Der Veröffentlichung, die dem vorliegenden Buch zugrunde liegt, gab Jacobson eine treffend selbstkritische Einschätzung von *You Must Relax* bei: Der praktische Selbstlerneffekt bliebe dort noch zu abstrakt, da mehr der Intellekt angesprochen werde.

— Diese Selbstkritik ist zutreffend, auch deshalb: Die Impulse des Gesamtprogramms werden in *You Must Relax* in der Übersicht zum Verlauf nicht noch einmal konkret ausformuliert, sie sind jeweils aus dem Text herauszusuchen. Das Selbstüben wird dadurch erschwert.

— Auch betreffen eine bebilderte Zusammenstellung und die entsprechenden Bildunterschriften (Legenden) nur das Anspannen, ohne die zugehörigen Impulse für die Entspannungsphase.

— (Zum Zusammenhang mit dem Selbstübungsprogramm dieser Ausgabe: *You Must Relax* entstand 1934, also einige Zeit vor dem Programm von 1963. Zwar wurde *You Must Relax* nach 1957 und 1962, 1976 noch einmal in revidierter Fassung aufgelegt, der praktische Teil hat sich jedoch im Kern von Anfang an kaum und später überhaupt nicht verändert).

Auch die Kommentare und Tipps stammen aus der vielfältigen Erfahrung der Autoren. Sie reflektieren deren über 25jährige Praxis mit der Methode der Progressiven Relaxation und mit der Erforschung von Jacobsons Gesamtwerk. Die Autoren haben bislang über 15.000 Kursteilnehmer in PR unterrichtet (angefangen bei »Prävention«, dem Vorbeugen, bis zum Lindern), und ebenso viele Fach-Fortbildungsteilnehmer lernten bisher die Methode zum Weitervermitteln von PR, auch im Zusammenhang mit anderen psychologischen Verfahren.

Literatur

Jacobson E (1929/38) Progressive Relaxation. A physiological and clinical investigation of muscular states and their significance in psychology and medical practice. The University of Chicago Monographs in Medicine. The University of Chicago Press, Chicago, IL

Jacobson E (1934ff) You must relax. A practical method of reducing the strains of modern living. McGraw-Hill, New York

Jacobson E (1963) (Reprint 2011) Tension control for businessmen. McGraw-Hill, New York

Jacobson E (1964) Self-operations control. A manual for the patient. J. B. Lippincott, Philadelphia, PA

Naeher-Zeiffer A, Naeher-Zeiffer J (in Vorbereitung) »Progressive Relaxation« und »Progressive Muskel-Entspannung«. Fächerübergreifendes Handbuch zur professionellen Kursleitung und Einzelarbeit (Arbeitstitel). Springer, Berlin Heidelberg New York